A PROPOS

DE

L'ÉPIDÉMIE

DE

SAINTES

SAINTES

IMPRIMERIE LOYCHON ET RIBÉRAUD

5, Rue de la Comédie, 5

—

1883

A PROPOS DE L'ÉPIDÉMIE

AVANT-PROPOS

Pour rester fidèle à une promesse que nous avions faite à nos amis, nous avons entrepris la présente étude sur l'épidémie qui a sévi à Saintes, pendant les mois de novembre et de décembre 1882.

Certes, si nous n'avions écouté que notre sentiment personnel, nous eussions laissé à d'autres le soin de faire la lumière, autant que faire se peut en pareil cas, sur les causes de la crise dont notre ville a souffert cruellement et trop longtemps, à la fin de l'année qui vient de s'écouler. Ces causes — les véritables surtout, échappent jusqu'à présent à l'analyse la plus scrupuleuse, à l'examen le plus consciencieux, et particulièrement à une synthèse rigoureuse.

Il n'est pas toujours facile, en effet, lorsqu'une épidémie se produit pour la première fois dans une région ou dans une ville, d'établir du premier coup et d'une façon sûre le principe qui l'a motivée, surtout quand on procède du général au particulier.

Mais si de ce côté l'observateur rencontre de sérieuses difficultés pour arriver à une certitude, il peut tout au moins essayer de pénétrer cet ordre d'idées et les secrets qu'il renferme, si précieux sans doute que soient les éléments qui lui manquent; c'est ce que nous avons tenté. De plus, si les causes réelles lui échappent, son examen peut se porter sur les effets de l'accident, de quelque nature soit-il, à l'étude duquel il se livre; et alors, dans l'impossibilité où il est d'employer la méthode synthétique, il lui est loisible de recourir à l'induction, c'est-à-dire de remonter des effets aux causes. Peut-être parviendra-t-il ainsi, connaissant suffisamment ceux-là, à découvr r celles-ci ou à les approcher de près.

C'est ce qui nous a déterminé à entreprendre l'œuvre que nous soumettons aujour'l'hui au public, en le priant d'être aussi bienveillant que possible pour l'auteur.

Cela dit, avons-nous besoin d'ajouter que nous supplions les personnes qui nous liront et celles de qui nous parlerons, de bien saisir le mobile qui nous fait agir, et aussi d'interpréter fidèlement notre pensée, que nous chercherons à rendre avec toute la clarté désirable. Nous croyons devoir nous permettre cette recommandation, parce que nous ne voudrions pas qu'on supposât un seul instant que nous ayons visé, en publiant cette brochure, à être désagréable à qui que ce soit.

Nous y traitons de faits qui ont un caractère absolument, essentiellement local; nous serons donc amené à mettre en cause des administrations et des personnalités, pour des raisons diverses ou plutôt pour la part de responsabilité qu'elles ont encourue par leur situation, par la force des choses pour ainsi dire.

Qu'elles acceptent d'ores et déjà les appréciations formulées au cours de cette étude, non pas comme des critiques de leur attitude ou de leur conduite, mais comme de simples réflexions, émises dans le seul but d'arriver à la vérité, si en pareille matière la vérité est facile à établir, alors que certains éléments font défaut jusqu'à nouvel ordre à l'observateur.

C'est sous le bénéfice de ces observations que nous abordons le premier chapitre de cette étude, dans laquelle nous nous sommes efforcé de ne point nous départir de la plus stricte impartialité.

CHAPITRE Ier

Considérations générales

On a beaucoup écrit et télégraphié, on a beaucoup parlé surtout, sur l'épidémie qui a sévi à Saintes, dans le courant de novembre et décembre derniers.

Il est évident que dans cette circonstance, comme dans toutes celles qui créent une situation anormale, il faut faire la part de l'exagération, puisqu'on s'est laissé aller d'un certain côté à des exagérations qui ont été exploitées.

Mais parce qu'il y a eu, à un moment donné, un peu de panique, il ne serait pas convenable de blâmer outre-mesure les personnes

— très-nombreuses qui ont cédé à un pessimisme, lequel était peut-être excessif, mais n'en avait pas moins sa raison d'être; il serait inconvenant, en outre, d'incriminer les intentions de ces mêmes personnes — nous le répétons « très nombreuses » qui, après tout, n'étaient que l'écho de l'opinion publique, avec laquelle il faut toujours compter, même en temps d'épidémie.

On ne saurait contester raisonnablement en effet, qu'il ne se soit produit, pendant une semaine tout au moins, une panique générale dans les esprits. Il importe de se reporter par la pensée à l'époque où un grand nombre de familles comptaient un ou plusieurs malades dans leur sein, ce ou ces malades étant quelquefois sérieusement atteints; à cette époque où les décès et les enterrements se multipliaient d'une façon inquiétante, et où le nombre des cas de maladie et de contagion menaçait de prendre des proportions qui ne laissaient aucun doute sur le caractère et la gravité de l'épidémie.

Même les plus optimistes n'étaient pas sans s'inquiéter un peu au fond de cette situation; et s'ils disaient ou écrivaient qu'ils étaient pleins de confiance et qu'il n'y avait, selon eux, aucune raison de craindre des conséquences fâcheuses, ils affectaient une assurance qu'ils étaient loin d'avoir, et ne vous faisaient point connaître d'une façon très exacte leur sentiment intime, qui d'ailleurs répondait et ne pouvait que répondre au sentiment général.

Mais, tout en constatant leur optimisme affecté et en le trouvant parfois quelque peu exagéré, nous ne nous serions jamais permis et nous ne nous permettons pas de mettre en doute leurs intentions, ni de suspecter les mobiles auxquels ils pouvaient bien obéir. De même, de leur côté, nous sommes en droit de demander qu'ils ne dénaturent pas la pensée ou les intentions des personnes qui ne partageaient pas le même avis sur la situation, encore moins de celles qui se contentaient de la présenter telle qu'elle était. C'est le moins qu'on puisse exiger d'eux, en retour. Du reste, ils seraient mal venus à jeter la pierre, plus que de raison, aux gens qui étaient alors classés dans la catégorie des pessimistes, de beaucoup la plus nombreuse — nous le reconnaissons ; ils auraient été mal venus à le faire, surtout si l'on songe que, dans une petite ville où tout le monde se connaît, le moindre incident est connu immédiatement et prend une place considérable dans la vie des individus, ne serait-ce que pendant une semaine ou même 48 heures.

Aussi ne doit-on pas s'étonner si, lorsqu'on voyait partir des familles entières qui n'étaient pas atteintes du choléra, mais que la peur de la fièvre typhoïde et la crainte de la contagion chassaient de notre ville, on était porté à redouter les effets d'une épidémie sur laquelle personne — pas même le conseil d'hygiène, encore moins l'administration municipale, — n'était en mesure de vous donner des renseignements précis, ou seulement rassurants. Et nous nous demandons maintenant si le départ de ces familles qu'on a tant blâmé, n'était pas prudent ; et s'il valait mieux que quelques-uns de leurs membres vinssent augmenter — ce qui n'était pas impossible — le nombre des décès.

CHAPITRE II

Du rôle de l'administration municipale

Nos considérations générales établies un peu rapidement, nous avons à faire la part des responsabilités, et la force des choses nous oblige à nous occuper tout d'abord de l'administration municipale.

Il faut lui reconnaître ses mérites, et nous devons dire à sa louange de même que nous devons à la vérité de déclarer qu'elle a été, du commencement à la fin de l'épidémie, d'un optimisme charmant. Elle ne le contestera pas d'ailleurs elle-même. Nous ne critiquons pas, nous constatons. Cet optimisme avait-il sa sa raison d'être ? Etait-il blâmable, ne l'était-il pas ? Les divers incidents et accidents du mois de novembre répondront mieux que nous à ces différentes questions.

Depuis le jour où M. le maire de Saintes, avec une bonhomie consolante que les événe ments se sont chargés de faire ressortir, et ont mise en relief sous une couleur un peu sombre, il est vrai ; depuis le jour où M. Lemercier proclamait que l'état sanitaire de la ville était satisfaisant, jusqu'à celui où il présentait la même pensée par le canal d'un Conseil d'hygiène, il est incontestable que l'optimisme de l'administration n'a pas cessé, en apparence du moins, d'être réel et constant, si d'aucuns ne le trouvaient pas toujours fondé.

Il ne nous appartient pas de le blâmer outre-mesure. Nous l'avons entendu apprécier sévèrement, mais nous qui savons qu'une administration, quelle qu'elle soit, a toujours, en pareille occurrence, une situation difficile, et doit tenir compte de certaines considérations qui échappent au commun des mortels, nous comprenons qu'elle ait affecté, pour des raisons diverses, une assurance qu'elle n'éprouvait peut-être point intérieurement.

Si nous lui accordons cela, elle reconnaîtra ou plutôt elle avouera avec nous qu'elle a obéi à un mobile d'une importance considérable à ses yeux, et primant de beaucoup tous les autres. Elle a craint, en effet, que l'épidémie ne fût cause du départ de la garnison de Saintes, au profit de notre rivale, la ville de Rochefort. C'est l'appréhension la plus sérieuse que notre administration ait eue, et nous avouons à notre tour qu'elle était de nature à faire réfléchir des administrateurs. Aussi trouvons-nous qu'on a été particulièrement bien inspiré en envoyant à Blaye et dans les Iles les bataillons composés de recrues qui étaient destinés à partir de Saintes.

Qu'on remarque bien que Rochefort a peut-être tout fait, pendant cette période épidémique, pour nous enlever le 6ᵉ ; et nous ne croyons pas trop nous avancer en disant que toutes les dépêches alarmantes qui ont paru dans les journaux de Paris, prenaient leur source à Rochefort même et émanaient de personnes habitant cette ville. Si nous voulions parler d'un fait personnel, nous dirions que les nouvelles données par les journaux l'*Evénement* et le *Voltaire* et qui étaient exagérées quant au fond, — ressemblant en cela à celles de tous les journaux de Paris, avaient pour auteur une personne étrangère à la ville, puisqu'elles n'émanaient pas de nous qui sommes le correspondant du *Voltaire* et de l'*Evénement,* et qu'elles étaient envoyées à notre insu. Or, ce qui s'est passé pour ces deux journaux a dû se produire pour bien d'autres, sinon pour tous.

Il est reconnu — et nos voisins ne le contesteraient pas — que la ville de Rochefort revendique depuis longtemps une garnison qu'elle avait et qu'elle a perdue ; et elle met tout en œuvre à ces fins. Voilà pourquoi notre administration municipale, dans ces derniers temps, malgré la gravité de la situation, ne s'est occupée ou préoccupée que d'une chose — conserver l'attitude qui, selon elle, répondait le mieux aux exigences du moment, en ce qui concernait uniquement le maintien du 6e à Saintes ou l'envoi des bataillons, destinés à partir, partout ailleurs qu'à Rochefort Qui le conteste ? Voilà pourquoi M. le maire de Saintes, lorsqu'il a convoqué pour la seconde fois le Conseil d'hygiène de l'arrondissement, a commencé par lui faire déclarer que l'état sanitaire de la garnison ne laissait rien à désirer. Voilà pourquoi encore, au lieu de faire appel au corps médical de Rochefort, qui est assez nombreux puisqu'il compte l'Ecole de médecine navale, on a préféré s'adresser directement ou indirectement à celui de Bordeaux, et on s'est assuré le concours des internes de la Faculté, si les circonstances l'exigeaient à un moment donné.

Ce sont ces différentes préoccupations qui ont dicté la conduite de l'administration municipale, les mois derniers. Nous reconnaissons qu'en temps normal ces préoccupations sont très-légitimes, mais dans des circonstances anormales comme celles que nous avons traversées, ces préoccupations, sans perdre de leur valeur et ayant toujours la même raison d'être, devaient cependant et auraient dû céder le pas à des intérêts autrement supérieurs, qui concernent l'hygiène publique. Ces intérêts, tout en n'excluant pas l'optimisme, ouvrent les yeux aux administrateurs et leur font voir la situation telle qu'elle est, ni meilleure ni plus mauvaise qu'elle ne se présente.

Nous aurons d'ailleurs l'occasion, au cours de cette étude, de montrer que les mesures hygiéniques à prendre par la municipalité n'ont pas été ce qu'elles devaient être et qu'elles ont été prises tardivement et d'une façon incomplète. Et en parlant des précautions hygiéniques, nous ne faisons allusion qu'à celles qui rentrent dans le domaine purement administratif et sont exclusivement de son ressort, parce qu'il y a toujours, en semblable cas, à côté de l'autorité municipale le Conseil d'hygiène proprement dit, à qui incombent certaine initiative et certaine responsabilité.

Nous sommes ainsi amené à parler de lui.

On comprendra que nous passions rapidement sur ces différentes responsabilités; la question est fort délicate, et nous ne voulons pas nous y appesantir plus que de raison, tout en tenant à rester dans la vérité.

D'un autre côté, nous avons hâte d'aborder la partie sérieuse de notre travail et la plus importante à tous les points de vue.

CHAPITRE III

Du rôle du Conseil d'hygiène

Dans les circonstances bien connues aujourd'hui, qui ont marqué le mois de novembre, il est évident que le Conseil d'hygiène était appelé à jouer un certain· rôle, le principal rôle à côté de l'administration municipale. En temps d'épidémie, c'est à cette assem·blée qu'incombe le soin de prendre l'initiative des mesures hygièniques qu'exige la situation, parce qu'elle est une assemblée médicale et qu'elle a le droit, sinon d'empiéter sur des attributions qui lui échappent, étant donné son caractère un peu exclusif, mais de se mouvoir dans toute l'étendue du cercle qu'il lui est donné de parcourir.

Cela nous amène à nous demander s'il vaut mieux qu'un Conseil d'hygiène s'inspire de l'administration municipale ou de toute autre autorité, ou s'il est plus régulier, plus normal, plus prudent que le contraire ait lieu. Remarquez que nous raisonnons toujours dans l'hypothèse d'une épidémie; car, autrement, notre raisonnement pourrait subir certaines modifications.

Nous nous demandons donc s'il est préférable que les délibérations d'une municipalité pèsent sur l'esprit et les décisions d'un Conseil hygiènique, ou bien que les membres du corps médical influent, au contraire, par leurs avis sur l'attitude à prendre et la conduite à tenir par l'administration munic pale. Nous demandons encore s'il ne vaudrait pas mieux

que l'une et l'autre de ces assemblées déli-
bèrent et agissent chacune de leur côté, sans
se laisser influencer par les mobiles qui
peuvent les animer et par les mesures qu'elles
sont appelées à prendre réciproquement.

Autant de questions qu'il est utile de se
poser, lorsqu'on veut examiner sérieusement
et sans partis-pris la part d'initiative qui re-
vient à chacune des assemblées en question,
et aussi la part de responsabilité qui leur im-
combe. Si délicates que soient les circonstances,
il importe de ne pas mêler des attributions qui
sont différentes, pour ne pas amener de con-
fusion dans l'esprit du public, et de bien dé-
limiter le rôle qui est dévolu à toutes les parties intéressées et en cause. Autant il serait
ridicule de voir une administration municipale
prendre des mesures au point de vue purement
médical, autant il ne serait pas admissible
qu'une commission hygiènique s'arrogeât le
droit d'édicter des mesures de police ou d'ordre
administratif.

Etant donnés ces préliminaires et nos pré-
misses une fois posées, quelle a donc été l'attitude du Conseil d'hygiène de Saintes, pendant cette épidémie? A-t-elle été ce qu'elle
devait être? Aurait-elle pu être différente de
ce qu'elle a été?

Bien loin de nous la pensée d'incriminer la
conduite du corps médical de notre localité, et
jamais l'idée ne nous est venue de ne pas
rendre aux médecins de notre ville, pris isolément, l'hommage qui leur était du. Nous
avons déjà eu l'occasion de faire ressortir leur
mérite, et il est incontestable, parce que tout
le monde a pu s'en assurer *de visu*, qu'ils ont fait
preuve d'un dévouement et d'une abnégation

qui ne se sont pas démentis un seul instant. Ceux d'entre eux qui étaient le plus chargés de malades, méritent surtout une mention spéciale ; leurs nuits comme leurs jours étaient consacrés à leurs clients. On ne saurait mieux faire.

Mais, de ce fait que chacun de nos médecins a été irréprochable en tant que praticien, appartient-il de conclure que nos honorables docteurs, considérés comme membres du Conseil hygiènique, ne nous obligent pas à faire, bien qu'à regret, quelques restrictions au sujet de leur attitude ? Nous mentirions à la vérité, si nous ne le faisions pas.

Peut-on nier, peuvent-ils nier tout les premiers que, dans leurs deux réunions, ils ne se soient inspirés de l'administration municipale elle-même, en compagnie de laquelle ils prenaient des décisions ? Si nous examinons les deux délibérations en question, nous voyons, en effet, — et nous jugeons d'après le compte-rendu qui a été communiqué à la presse et au public, — que le Conseil d'hygiène s'est fait le reflet de la pensée de la municipalité, relativement à l'épidémie, si l'on n'est pas en droit de lui reprocher qu'il l'ait reflétée avec une intention marquée, arrêtée d'avance. Il n'y a qu'à lire les dits comptes-rendus pour se convaincre que les réflexions qui précèdent, accompagnent ou suivent ces délibérations du Conseil d'hygiène, surtout la première, sont la répétition de ce qu'avait dit M. le maire de Saintes à une séance antérieure du Conseil municipal.

Il y a mieux. Si vous prenez le texte même des mesures prises par le Conseil d'hygiène, vous verrez aisément, dans le second compte-rendu surtout, que le Conseil d'hygiène s'est occupé, avant toutes choses, de l'état sanitaire de la garnison, pour répondre en quelque sorte au secret désir de la municipalité qui se préoccupait principalement de ce côté de la question, comme nous l'avons démontré plus haut, et tenait peut être à ce que cet état sanitaire particulier fût déclaré satisfaisant, et que la constatation en fut faite publiquement. Il semblerait même que le Conseil d'hygiène ne se serait réuni, la seconde fois tout au moins, qu'à ces fins et dans ce but purement administratif.

C'est là le premier grief que nous avons à soulever contre l'assemblée hygiènique de Saintes, et ce grief nous parait fondé, jusqu'à preuve du contraire, parce qu'il n'y avait pas dans le moment à s'occuper avec autant de soin de l'état sanitaire de la garnison. Cet état sanitaire avait été troublé sans doute, mais à une époque antérieure à l'épidémie locale; et si les recrues sont parties de Saintes pour d'autres destinations, il faut qu'on sache bien que ce n'est pas tant à cause de la situation de cette même garnison, qu'à cause de l'état sanitaire de la ville. Enfin, nous ne croyons pas trop nous avancer en disant et en affirmant, au besoin, que cet état sanitaire de la ville, à l'exclusion de celui des troupes, a été seul cause du départ des 2 bataillons du 6ᵉ qui sont allés aux Iles et à Blaye.

Est-ce tout ? Non. Le Conseil d'hygiène s'est laissé, en outre, absorber un peu par cette préoccupation qu'avait elle-même l'administration municipale, à savoir qu'il était d'une haute importance de faire innocenter l'eau du Château-d'eau des méfaits dont l'accusait la malignité publique. Nous aurons en temps et lieu l'occasion de nous expliquer à cet égard. Ce qu'il y a de certain, c'est que le Conseil d'hygiène, pour répondre au désir de la municipalité qui tenait à une consultation publique de médecins sur les qualités de l'eau qu'elle distribuait aux concessionnaires, c'est que le Conseil d'hygiène, disons-nous, a fait cette déclaration, en tête de son premier procès-verbal de délibérations, dans un article spécial où il est dit « que les eaux potables provenant du château-d'eau n'avaient aucune action nuisible sur la santé des habitants ».

Le premier souci, selon nous, était de savoir tout d'abord si les eaux en question étaient potables, de se livrer à un examen sérieux à ce sujet, pour se demander ensuite si elles avaient ou pouvaient avoir une influence quelconque sur l'hygiène publique.

Mais n'insistons pas là-dessus, et contentons-nous de dire pour le moment que cette question d'eau du Château-d'eau nous amène à reprocher à la commission hygiènique de s'être un peu trop préoccupée des causes qui avaient pu causer l'épidémie, à l'occasion de laquelle ils se réunissaient en séances extraordinaires, et pas assez des effets fâcheux, des conséquences désastreuses qu'elle pouvait amener avec elle, et que sa prolongation pouvait entraîner par la suite. C'est à peine si l'on cherche à circonscrire le mal en recommandant certaines mesures hygièniques qui, de la part d'une administration, prouvaient de louables intentions et le désir de bien faire, mais qui venant de médecins, c'est-à-dire d'hommes compétents, ne suffisaient pas pour faire face d'une façon efficace à la situation.

Qui nous démentira encore sur ce point ? Il n'y a qu'à relire pour voir, pour se convaincre que le dit Conseil ne semble avoir eu pour souci que de prendre des décisions, conformément aux désirs de l'administration, ou de faire tomber dès bruits que les incidents épidémiques ne justifiaient que trop.

Puisque nous en sommes au Conseil d'hygiène, il nous serait facile de prouver que cette assemblée a été, par moments, bien mal inspirée. En veut-on une preuve ? Vous n'avez qu'à prendre encore le premier compte-rendu du procès-verbal de ses délibérations, et vous y lirez cette chose étonnante, sous forme d'article 3 : « *que non seulement le mal (l'épidémie) ne se développe plus depuis deux ou trois jours, mais qu'il tend même à décroître* »; or voulez-vous savoir quand cette chose étonnante — ce fameux article 3 — était écrit et porté par la publicité aux quatre coins de la ville et de l'arrondissement ? Le 15 novembre ! précisément à l'époque où la maladie couchait les malades par douzaines, et la mort multipliait les décès ! Comment ! c'est juste au seuil de cette quinzaine, à l'entrée de cette période de novembre si sombre, si lugubre, que tout le monde se rappelle, et dont tant de familles ne perdront jamais le triste souvenir, c'est juste à ce moment-là que l'on vient constater que le danger disparaît, que l'épidémie a fait son cours, et qu'il n'y a plus en quelque sorte à s'inquiéter ?

La seule chose que puisse invoquer le corps médico hygiènique, pour faire excuser une pareille étourderie, c'est de dire qu'à côté de ceux de ses membres qui figuraient au Conseil d'hygiène, se trouvaient également des personnes qui n'avaient aucune compétence, et ne possédaient à leur actif que leur titre administratif.

C'e·t aussi l'excuse qu'il serait en droit de faire valoir, pour expliquer la naïveté qu'il a laissé échapper, lorsque, dans sa seconde réunion du 10 décembre, époque à laquelle la maladie était réellement en décroissance, — la fièvre typhoïde du moins — il déclarait *urbi et orbi* qu'il n'y avait nulle nécessité de faire appel aux médecins étrangers pour combattre l'épidémie, à une époque — nous le répétons — où le plus fort était fait, comme on dit. Cette distraction du Conseil d'hygiène a été relevée trop malicieusement, mais non sans raison par le public, pour que nous ayons la cruauté de tourner le fer dans la plaie. On ne prête pas ainsi le flanc au ridicule ; nous nous permettons simplement de le faire observer à qui de droit.

Il n'en reste pas moins vrai que, bien que le Conseil d'hygiène ait jugé inutile de faire appel aux médecins étrangers, pour ne pas avoir affaire aux médecins de Rochefort, dont il avait été question un moment dans le public et dans certains journaux, — les médecins de la ville ne pouvaient pas suffire à la tâche, malgré les efforts qu'ils faisaient et le zèle qu'ils mettaient à se multiplier partout où il y avait du danger. Il y a eu une semaine entre autres, où quelques uns des honorables docteurs étaient obligés d'opposer des refus catégoriques à des personnes qui les arrêtaient dans la rue et sollicitaient à l'improviste leurs soins ? Nous pourrions citer, comme preuve à l'appui, des cas particuliers dont nous avons été témoin et contre lesquels les médecins auxquels nous faisons allusion ne s'inscriraient pas en faux.

Mais veut-on tout savoir, et nous estimons que le public ne doit rien ignorer en semblable matière, eh bien ! malgré que le Conseil d'hygiène ait reconnu inutile ici la présence de médecins étrangers, on avait fait appel cependant à la Faculté de médecine de Bordeaux dont quelques internes nous avaient été promis. Et si on s'était adressé à Bordeaux, c'est, nous le répétons, parce que l'on ne voulait pas avoir affaire à la ville de Rochefort, qui s'y fût peut-être prise de façon à poser, même par ce moyen, un pied dans le camp saintais; nos voisins ayant toujours pour objectif le régiment en garnison dans notre ville. C'est dire que notre administration ne pouvait parvenir à chasser de son esprit ces appréhensions, qu'il n'était pas impossible de voir se justifier à échéance plus ou moins longue. Quant au Conseil d'hygiène, il se laissait guider par les mêmes appréhensions dont il subissait le contre-coup, et il agissait en conséquence, si nous en jugeons par ses délibérations.

Nous ne relèverons maintenant que pour mémoire les contradictions que nous avons été à même de constater — et beaucoup d'autres avec nous — entre les appréciations personnelles des médecins de la localité sur le caractère de l'épidémie, et les avis qu'ils émettaient au sein du Conseil hygiènique et les décisions qui s'en suivaient comme une conséquence naturelle de ces mêmes avis. Pris isolément, tel docteur redoutait non sans raison les effets de la fièvre typhoïde et considérait cette affection comme étant réelle et devant être contagieuse, tandis que, transformé en membre de la Commission d'hygiène, il regardait la situation avec une placidité vraiment consolante et l'envisageait sous un aspect presque flatteur pour elle.

L'honorable président de la dite commission, quand il ne siègeait pas, ne conseillait-il pas aux parents du dehors qui voulaient envoyer leurs enfants à Saintes : « Prenez garde, c'est un foyer d'infection. » Tel autre honorable docteur, membre également de la même commission, ne reprochait-il pas au collège le même défaut devant un professeur qu'il soignait ? Un autre ne s'empressait-il pas d'envoyer loin du « foyer d'infection, » sa propre famille, ce dont nous nous gardons bien de le blâmer puisque nous reconnaissons qu'il agissait avec prudence, en médecin avisé ? D'autres enfin, ses collègues, ne donnaient-ils pas le même conseil à des clients qui seraient disposés à en témoigner ? Et tous étaient dans le vrai, et ils faisaient preuve d'intelligence en agissant ainsi. Mais lorsqu'ils revêtaient ou plutôt accomplissaient leurs fonctions de membres du Conseil d'hygiène, ils perdaient comme par enchantement leur caractère de médecins, pour devenir administrateurs, hantés au cours de leurs délibérations par le spectre de la ville de Rochefort. Nous sommes d'autant plus fondé à parler ainsi que c'est peut-être la conversation d'un membre du Conseil hygiénique qui nous permet de conclure de la sorte.

Voilà un chapitre sur lequel nous pourrions insister, si nous n'avions hâte d'en finir sur ce point. Nous nous contenterons de dire : Un Conseil d'hygiène composé d'hommes compéents, lorsqu'il est en face d'une situation

comme celle du mois de novembre, laquelle a
les caractères incontestables d'une épidémie,
ce Conseil d'hygiène où figurent en majorité
des médecins, ne doit pas se contènter de pres-
crire l'emploi seulement du phénol ou du
chlorure de chaux, il doit encore faire en sorte
que ses réunions n'aient pas l'air d'être orga-
nisées ou provoquées dans un but purement
platonique ou théorique. Il ne faut point surtout qu'il passe son temps à discuter la question de savoir s'il importe d'attribuer l'épidémie à des causes atmosphériques, plus ou
moins *accidentelles*; il est nécessaire, en pareille occurrence, qu'il coure au plus pressé,
c'est-à-dire qu'il combatte de la façon le plus
pratique les dangers de la contagion, soit par
les mesures qu'il prendra, soit par les avis
qu'il donnera ; il est urgent tout au moins que
par ses soins le cercle de la maladie soit cir-
conscrit dans les limites les plus étroites.

Il n'est pas inutile sans doute de rechercher
les causes auxquelles peut être attribuée une épidémie ; mais le plus important jusqu'à nouvel
ordre, c'est de faire face au danger. Quand la
contagion n'existe plus et que ses effets ne se
font plus sentir, alors on est libre de se livrer
à une étude ou de provoquer une discussion
qui vous permette de bien définir, de bien reconnaître la source à laquelle le mal a pris
naissance, de se rendre bien compte des origines de l'épidémie qui a exercé ses ravages
sur une plus ou moins grande étendue. Mais
avant tout il est prudent, sinon indispensable
de n'envisager que les effets, les conséquences
de la contagion et de les combattre.

CHAPITRE IV

De l'influence des agglomérations : *Casernements; Etablissements d'instruction publics et privés : Collége, couvents, écoles communales, institutions particulières; hôpital; Population urbaine et rurale.*

Après avoir examiné le rôle de l'administration municipale et du Conseil d'hygiène pendant cette période du mois de novembre où la fièvre typhoïde a fait les plus nombreuses victimes, nous avons maintenant à nous demander quelle a été sur l'épidémie l'influence des grandes agglomérations. En parlant d'agglomérations, on comprendra de suite que nous voulions faire allusion aux casernes et aux établissements d'enseignement à tous les degrés et de tous les sexes.

Lorsque les premiers cas de fièvre typhoïde furent constatés dans la dernière semaine du mois d'octobre, d'aucuns crurent que la faute devait en être attribuée à la garnison, et la responsabilité rejetée sur le corps médical du régiment, parce que le mal semblait avoir pris naissance précisément dans les casernements. A en juger sur les apparences, il pouvait y avoir quelque chose de fondé dans ces appréhensions; mais à regarder les choses de près, les craintes exprimées par quelques-uns n'avaient pas leur raison d'être.

Il y avait bien eu, en effet, au 6e de ligne un certain nombre de malades, à la suite des manœuvres, à la fin de septembre, et dans les trois premières semaines d'octobre, mais ce nombre de malades n'a jamais été excessif; d'un autre côté, on aurait tort de mettre sur le compte de la fièvre typhoïde tous ces cas de maladie qui se sont déclarés au 6°; enfin, il n'y a eu que quatre décès, croyons-nous. Il ne faut donc pas rechercher exclusivement de ce côté les origines de l'épidémie typhique ou typhoïdique à l'étude de laquelle nous nous livrons en ce moment, bien qu'elle ait débuté à la caserne d'où 20 malades ont été transportés à l'hôpital, en deux fois.

Puis, dès le premier moment, c'est-à-dire dès que les jeunes recrues furent incorporées dans le régiment, une excellente et prudente mesure les fit partir pour des destinations différentes. On ne pouvait agir mieux et plus promptement, puis qu'on n'hésitait pas à éloigner du foyer de la contagion de jeunes soldats qui peu habitués au régime militaire pouvaient en souffrir, et d'autant plus en souffrir qu'ils se trouvaient en contact avec un milieu traversé par des courants épidémiques. On les éloignait dès le premier jour où ils faisaient acte de présence au corps, bien qu'une pareille mesure fût de nature à nuire à la bonne organisation du régiment, sous le rapport de la cohésion et de la discipline.

Ce n'est donc pas l'agglomération de la caserne qu'il faille rendre responsable de la crise hygiènique qui a marqué les mois de novembre et de décembre. Il importe alors de nous reporter ailleurs, et c'est ici que nous tenons à faire remarquer que les réflexions suivantes ne sont présentées que sous la forme d'observations, et non point sous forme de critiques.

Si délicate que soit, en effet, la question, nous devons examiner quelle part nos établissements d'instruction secondaire ou primaire, publics ou privés, fréquentés par les jeunes gens ou les jeunes filles, quelle part ces établissements ont eue dans l'extension de l'épidémie.

On a, de la part de quelques-uns, rendu le Collège de Saintes responsable des développements qu'à pris presque subitement la fièvre typhoïde. Nous croyons que cette opinion est des plus exagérée, si toutefois elle est fondée. Dès le début, notre collège ne comptait à l'infirmerie que deux malades qui paraissaient plutôt indisposés qu'atteints d'une affection sérieuse. Quelques jours après, à la suite du départ d'un assez grand nombre de pensionnaires, quelques élèves avaient la fièvre typhoïde ou étaient soignés pour cette maladie, et presque aussitôt des décès avaient lieu dans différentes communes de l'arrondissement.

Faut-il conclure de ces faits, de ces constatations, que le Collège de Saintes ait, le premier, renfermé le germe de la maladie qui s'est développée ensuite rapidement au dehors, parce que six ou sept élèves, peut-être plus, auront succombé aux suites de la même maladie ? Nous ne le pensons pas. Nous ne nions pas que les pensionnaires qui, laissant l'établissement sans indisposition apparente, meurent quelques jours après leur départ, n'aient emporté avec eux le germe de la fièvre typhoïde ; nous ne nions même pas qu'ils n'aient eu là les premiers symptômes. Mais ce n'est pas suffisant pour dire que l'affection typhique ou typhoïdique, suivant qu'on la considère, ait pris naissance dans le Col·lège même. parce que nous aurons à démontrer ultér eurement ou plutôt à montrer comment les contagions naissent et se développent, selon l'influence des milieux où le mal se déclare.

Mais si l'épidémie ne s'est pas déclarée en premier lieu au Collège de Saintes, et s'il y a à considérer cet établissement comme indemne des méfaits qu'on lui reproche, n'y a-t-il pas lieu d'examiner si les mesures qu'on a prises, en ce qui le concerne, ont été ce qu'elles devaient être ? Si nous soulevons cette question, c'est pour regretter qu'on n'ait pas jugé à propos de licencier le Collège, dès le premier jour.

Il appartenait au Conseil d'hygiène de se prononcer dès le début pour un licenciement, au lieu de n'y songer que quelques jours avant le 11 décembre, date fixée primitivement par le Recteur pour la réouverture des cours. L'autorité universitaire devait être éclairée, non pas seulement à ce moment-là, mais encore et surtout dans les premiers jours de l'épidémie, par l'autorité médicale, la seule compétente en pareil cas.

Nous croyons savoir que cette mesure aurait coûté beaucoup, soit à l'administration municipale, soit au directeur de cet établissement ; mais dans de certaines circonstances il ne faut pas hésiter à mettre l'amour-propre de côté. Si nous y faisons allusion — c'est que nous le savons et nous le comprenons du reste — on entrevoyait avec regret une décision, dont on craignait que les conséquences ne fussent désavantageuses pour le Collége, et à laquelle les circonstances et la plus vulgaire prudence commandaient pourtant de recourir.

C'est à ces considérations de second ordre — selon nous, auxquelles nous faisons allusion plus haut, qu'on s'est arrêté lorsque le Conseil d'administration du Collége de Saintes s'est réuni pour délibérer sur la situation qui était faite à cet établissement, et sur les décisions à prendre à son sujet. On s'est entêté — nous ne craignons pas d'employer le mot — à ne point le licencier, sous le prétexte qu'une mesure semblable serait de nature à jeter la panique dans le public et à porter un grave tort à notre Collége. Il a fallu qu'un inspecteur d'Académie se transportât sur les lieux pour constater *de visu* ce qu'il en était de cet établissement, et pour que le Recteur se décidât à prononcer un licenciement qu'on redoutait tant ici.

Si nous ne nous trompons, c'est ainsi que les choses se sont passées, et nous ne nous sentons pas le courage de blâmer l'autorité supérieure d'avoir provoqué une mesure qui était rendue nécessaire par les événements dont chacun avait été le témoin. Il est à regretter seulement qu'on ne l'ait pas prise plus tôt Mieux vaut tard que jamais, dit-on ; sans doute, mais au lieu de prolonger le licenciement de quinze, vingt ou vingt-cinq jours, on eut peut-être mieux fait de le devancer de quinze ou vingt jours ; on n'aurait peut-être pas aussi eu la peine de recourir à cette prolongation que cependant nous trouvons opportune.

Mais le Collége de Saintes est-il le seul établissement d'instruction au sujet duquel nous ayons à présenter sinon des critiques, du moins des observations ? Il existe à Saintes un autre établissement, le couvent de Chavagnes, qui aurait pu prendre lui aussi, certaines mesures de précaution que nous sommes en droit de lui reprocher de n'avoir pas prises. Il est évident qu'il s'y est produit, nous ne dirons pas seulement une mortalité, mais des cas de maladie qui certainement ont été aggravés par le manque de prévoyance ou de perspicacité. Cette mortalité et ces cas de maladie ne se sont pas produits sans doute uniquement dans le couvent, un grand nombre se sont déclarés en dehors du local ; et ce n'est que trop tard qu'on se décida à renvoyer les élèves, et à donner aux religieuses une autre destination qui permit à celles-ci d'être à l'abri de la contagion. De plus nous tenons à dire — parce que c'est la vérité, — que c'est précisément au couvent de Chavagnes que la fièvre typhoïde s'est déclarée, immédiatement après les cas qui ont été signalés à la caserne, et même avant que le Collége ne renfermât des malades atteints de la même affection. En pareille matière, il importe de préciser les phases diverses d'une épidémie qui, pour être bien étudiée quant à ses causes, doit ê're suivie avec beaucoup d'exactitude dans les développements qu'elle a pu pren!re dès le premier jour.

Ce n'est point pour avoir le plaisir de critiquer l'attitude de la Supérieure de cette communauté, que nous tenons ce langage à son adresse. Si on voyait le moindre parti-pris de notre part, nous nous empresserions de dire qu'au couvent de la Providence les choses ont été mieux faites ou mieux comprises, bien qu'il y ait eu quelques cas de maladie et un décès. Les parents furent laissés libres d'emmener leurs enfants, et à celles qui restèrent momentanément on fit prendre chaque jour une nourriture tonique qui ne laissait rien à désirer; aussi le couvent est-il sorti presque indemne de la crise épidémique.

Nous pourrions citer encore un autre pensionnat où la prudence a été poussée plus loin, avec raison; la directrice de cette institution ne fit aucune difficulté pour renvoyer non seulement les élèves dans leurs foyers, mais aussi pour forcer les parents à les retirer chez eux jusqu'à la fin de l'épidémie. Nous voulons parler du pensionnat Lavoux. On comprit dans cet établissement, dès la première minute, que la crise pouvait être grave, qu'il ne fallait pas jouer avec la santé des enfants, auprès de laquelle l'instruction n'est rien, quand la première est menacée directement ou indirectement. Voilà pourquoi nous n'hésitons pas à féliciter la directrice de ce pensionnat de ne s'être point bornée à consulter le médecin sur le danger qu'il y aurait, vu les circonstances. à conserver des enfants vivant en agglomération, et d'avoir pris d'elle-même une initiative qui aurait dû être imitée partout ailleurs.

Cette dernière réflexion s'applique aussi bien aux écoles communales laïques de garçons ou de filles de notre ville. Ici la question se présente sous une autre face, il est vrai; les directeurs ou directrices des écoles des différents quartiers de Saintes n'ont pas à encourir la même responsabilité que les autres directeurs ou directrices des établissements

d'instruction publics ou privés auxquels nous
avons fait allusion plus haut. Ceux-là ne
peuvent pas prendre une mesure indivi-
duellement, sous leur propre responsabilité ; il
faut qu'ils agissent de concert, pour que la
dite mesure, quelle qu'elle soit, soit appliquée
en même temps dans toutes les écoles. C'est à
l'autorité supérieure, représentée ici par l'inspecteur primaire — lequel a sans doute à en
référer à son chef hiérarchique, qu'il apppar-
tient d'aviser, suivant la tournure que pren-
nent les événements.

Eh bien ! nous regrettons encore à ce propos qu'on ait gardé trop longtemps groupés les
jeunes enfants de nos écoles communales. Il
n'y a pas eu, heureusement, un trop grand
nombre de cas de maladie, encore moins de
décès, à constater ici ou là ; mais il n'en est
pas moins vrai qu'on s'exposait à ce que les
choses, de ce côté, ne tournâssent pas aussi
bien. On sait, en effet, que les enfants de tous
sexes qui fréquentent les classes, représentent
un chiffre respectable ; même dans chaque
école ils dépassent une moyenne qui donne à
réfléchir, quant à l'avenir, en ce qui concerne
leur installation scolaire ; de plus, on n'ignore
pas que ces enfants appartiennent, en général
à la classe ouvrière, laquelle n'a pas toujours le temps de prendre toutes les mesures hygièniques indispensables, surtout en
temps d'épidémie, et que, pour cette cause, il
faut redoubler d'attention et de précautions
autour de toute cette jeunesse qui n'est pas en
mesure elle-même d'appliquer les préceptes de
l'hygiène, puisqu'elle est précisément sur les
bancs de l'école pour en recevoir les premières

leçons. C'est pourquoi nous aurions vu avec plaisir qu'on licenciât nos écoles communales, jusqu'à ce qu'il n'y eut plus eu trace de danger. En dehors de quelques cas de fièvre typhoïde et de décès, nous constatons cependant que tout s'est passé pour le mieux ; mais il ne faut pas se placer toujours au point de vue des résultats acquis ; on se tromperait étrangement parce que le mal n'a pas été trop grand, si à l'avenir on ne se montre pas plus prudent, plus prévoyant, si les circonstances à jamais regrettables qui ont marqué les mois de novembre et décembre, venaient à se renouveler.

En ce qui concerne l'hôpital, on trouvera peut-être étonnant que dans un établissement destiné à recevoir des malades, l'épidémie n'ait eu aucune prise sur les morbifiques qui s'y trouvaient déjà, au moment où la fièvre typhoïde s'est déclarée à Saintes.

L'explication en est toute naturelle L'aménagement d'un hôpital — en ce qui concerne du moins la partie réservée aux malades, est en général fait dans d'excellentes conditions, sous le rapport de l'aération et de l'étendue des salles, du renouvellement de l'air, de la construction et de l'installation des fosses d'aisances, — toutes causes qui, lorsqu'elles ne sont pas prévues, peuvent contribuer à l'éclosion et à la propagation d'une épidémie, quel qu'en soit le caractère.

Aussi ne faut-il pas s'étonner si l'hôpital de Saintes étant aménagé d'une façon satisfaisante pour les malades qui y sont admis, le coefficient mortuaire n'y ait pas augmenté par suite de l'épidémie typhoïdique. Seules quelques sœurs ont été atteintes assez sérieusement du terrible mal, mais aucune, croyons-nous, n'a succombé aux effets de la maladie.

Le fait, de la part des sœurs en question, de n'avoir pas échappé à la contagion s'expliquera, quand on saura qu'elles ont dans l'hôpital les locaux les moins bien disposés et que la fréquentation des malades peut, dans de certains cas, prédisposer leur tempérament à la maladie en cours.

Il nous resterait maintenant à examiner, toujours dans le domaine des agglomérations, qu'elle a été l'influence de l'agglomération des habitants sur l'épidémie et les développements quelle a pris dans la ville, la banlieue et les environs. On comprendra que ce côté de la question tient à l'examen des causes et des effets de l'épidémie elle-même, et que ces deux questions étant liées l'une à l'autre, nous aurons l'occasion d'étudier la première en faisant l'étude de la seconde, ce à quoi nous allons nous donner immédiatement.

Qu'il nous soit permis cependant de regretter que quelques particuliers que nous n'avons pas à nommer ici, mais que leurs professions désignent assez, n'aient pas cru devoir prendre, depuis longtemps et devers eux, certaines mesures qui eussent été on ne peut plus profitables pour la salubrité des quartiers où ils exerçaient leur industrie. Nous savons et ils savent mieux que nous que la police — et nous félicitons celle-ci de sa prévoyance — les a contraints, dès le commencement de l'épidémie, à rompre avec des habitudes contrariant souverainement l'hygiène publique. Nous ne voulons pas parler seulement des vidanges, mais aussi des industriels d'une autre sorte qui élevaient chez eux des porcs, dans l'intérieur même de la ville, ou tuaient à domicile du bétail, en ayant soin ou plutôt en poussant l'imprudence jusqu'à en conserver les peaux et les détritus, plutôt que de s'en débarrasser, enfin en arrosant des prés à proximité de la ville, avec des eaux infectantes.

Ces personnes imprévoyantes auraient dû ne pas ignorer qu'elles contribuaient ainsi, dans une mesure trop considérable, à vicier l'air en l'infectant de matières putrides. C'est bien assez déjà d'avoir autour d'une ville, dans la banlieue d'autres causes d'infection consistant, par exemple, en des fumiers que l'on a souvent la mauvaise habitude de conserver devant les portes mêmes des maisons habitées. Et les particuliers ne sont pas toujours les seuls coupables de ce fait qui n'a rien d'hygiènique, mais encore on voit des villes gardant, des mois entiers, à plusieurs des entrées ces foyers pestilentiels qu'il serait pourtant bien facile de reléguer ailleurs.

C'est sous le bénéfice de ces observations que nous passons à un autre sujet.

CHAPITRE V

Epidémie typhoïdique, *son étiologie, son caractère et ses effets à Saintes. — Contagion; Infection; Causes telluriques : inondations, canalisation du Château-d'eau, remuement de terres, draguage de la Charente, transport des vases, fosses d'aisances, fumiers, encombrement, causes atmosphériques — conditions climatériques, déjections fécales de typhoïdiques, égoûts — égoût des Roches, eau du Château-d'eau, aqueduc de Lussérat, usine à gaz,— sulfhydrate d'ammoniaque, etc.*

Ici se présente la partie la plus délicate de notre tâche. Nous sommes arrivé, en effet, à ce point de notre étude où, avant de conclure, il nous faut étudier les origines de la fièvre typhoïde et son développement à Saintes, en temps qu'épidémie locale. C'est une tâche ardue et une étude périlleuse que celles auxquelles nous allons nous livrer. On en comprendra aisément les raisons, et nous ne faisons aucune difficulté de déclarer que, n'étant pas médecin, nous n'avons point la compétence désirable en pareille matière.

Mais, à défaut d'études spéciales, les recherches que nous avons faites au cours de l'épidémie, les constatations dont nous avons pris bonne note, certaines indications ou révélations qu'ont bien voulu nous confier des hommes du métier, de la partie si l'on préfère, dont la compétence ne saura·t être mise en doute, eh bien ! tout cela, tous ces jalons précieux à plus d'un titre nous autorisent dans une certaine mesure à porter un pied profane dans le sanctuaire d'un temple où nul ne pénètre sans quelque respect.

Et notre audace apparente s'expliquera d'autant mieux que nous n'avons pas l'intention de traiter la question de la fièvre typhoïde au point de vue purement médical; l'étiologie et la prophylaxie d'une pareille maladie, si terrible dans ses effets et prêtant à des controverses si nombreuses de la part des spécialistes, cette étiologie et cette prophylaxie nous échappent complètement. Ce n'est que par des effets dont tout le monde a pu se rendre compte ici, et aussi en remontant à certaines causes apparentes pour le premier venu qui prenait la peine de les observer et d'y réfléchir un peu, ce n'est qu'ainsi, disons-nous, que nous nous permettons de franchir le seuil du sanctuaire médical.

Nous sommes tenu à le faire pour que la part de responsabilité qui inconbe à chacun, aux administrations comme au Conseil d'hygiène, aux établissements comme aux particuliers, soit bien délimitée, et pour prouver en même temps que la répartition de cette responsabilité, contenue dans les réflexions qui précèdent, et concernant la municipalité, le Conseil hygiènique, les institutions, etc., a été faite par nous dans des proportions convenables, et judicieuses surtout.

On suppose bien que, pour arriver à découvrir, autant que faire se peut d'ailleurs, la cause ou les causes auxquelles' est dûe l'épidémie de fièvre typhoïde, nous ne nous arrêtions pas aux différentes versions qui ont circulé dans notre ville, non plus qu'aux racontars divers qui ont été apportés de part et d'autre. Non pas que ces racontars et ces versions soient faux dans toute leur teneur et et qu'il n'y ait point lieu d'en examiner la source, l'étendue, l'importance, la gravité même. Lorsqu'on se livre sérieusement et consciencieusement à un examen, de quelque nature qu'il soit, ou bien à une étude, sous quelque forme qu'elle soit présentée, il faut tenir compte de tout, mais savoir tenir compte des éléments que vous rencontrez de côté et d'autre, au cours de vos investigations. Il peut arriver que si la voix de la foule, *vox populi*, n'est pas absolument la voix de la vérité, rien ne dit qu'elle ne renferme pas une part de cette vérité. Les impressions générales, si elles sont exagérées, la plupart du temps, donnent quelquefois la note exacte de la situation et constituent souvent un excellent *criterium*.

Voyons donc par hasard si, dans la circonstance, il en serait ainsi.

Dans le public, en dehors des personnes compétentes pratiquant la médecine, on a attribué l'épidémie récente à différentes causes : à la température, à la pluie, aux inondations, à l'eau du Château-d'eau, aux égoûts, au remuement des terres fait l'été dernier pour la canalisation dudit Château d'eau, et même aux soldats qui venaient d'arriver de Tunisie. Evidemment, les avis ont été partagés sur ces différentes causes qui auraient provoqué la fièvre typhoïde dans notre ville, mais enfin c'est dans ce cercle que l'on peut renfermer les opinions émises sur cette question. On doit voir déjà que l'opinion publique ne s'égare pas autant que certains voudraient le faire croire, et que le sentiment général est susceptible de répondre à la situation.

« Ici, pour établir d'une façon aussi exacte que possible la part de vérité qu'il y a à prendre, il nous faut examiner les différents systèmes qui ont cours dans les sciences médicales, au sujet de la fièvre typhoïde. Nous avons dit, il y a un instant, que d'après le sentiment général et d'après nous aussi, les égoûts, les fosses d'aisance, par exemple, pouvaient occasionner une épidémie sous forme de fièvre typhoïde; eh bien ! cette opinion est appuyée sur la doctrine tellurique et soutenue par elle, dont Pettenkofer est l'auteur et le chaud défenseur, par opposition à la doctrine de la contagion défendue par Budd, — la première c'est-à-dire la doctrine tellurique reposant sur l'infection. La vérité est-elle entre les deux comme le prétend Murchison qui cherche à le prouver ? Nous n'en savons rien et nous avouons franchement n'avoir pas qualité pour le savoir. Si des célébrités médicales de cette valeur, qui ont chacune de nombreux et éminents partisans, ne se trouvent pas d'accord sur les causes véritables, directes de la fièvre typhoïde, ce n'est pas nous qui trancherons la question.

Mais pour ne pas sortir, pour le moment, de la théorie de l'infection qui n'est pas sans avoir quelque fondement, nous avons à nous demander si à Saintes nous pourrions réunir les trois conditions sur lesquelles est basé le système tellurique. En un mot et en premier lieu, l'abaissement ou l'élévation de la nappe d'eau souterraine ont-elles pu favoriser les émanations morbifiques ? 2° Les couches superficielles du sol sont-elles perméables ? enfin, 3° constaterait-on dans ces couches des matières organiques putréfiées ? Telles sont les différentes questions que nous avons à nous poser ou plutôt les conditions que nous avons à rechercher.

Cela indiqué, nous ne croyons pas être trop téméraire en disant que les inondations répétées que nous avons subies ont dû précisément favoriser ces « émanations morbifiqnes » dont parle Pettenkofer. C'est le cas de dire qu'il n'y avait qu'à ouvrir les yeux, en novembre et décembre derniers, pour voir et constater le fait ; n'en aurions-nous pour preuve que les mesures ou recommandations hygièniques prises, faites ou prescrites, après les dites inondations, par la municipalité, d'après l'avis et les délibérations du Conseil d'hygiène. La Charente est comme toutes les rivières ; lorsqu'une modification s'opére quant à son niveau, elle doit entrainer l'abaissement ou l'élévation de la nappe d'eau souterraine. Quant à la perméabilité des couches superficielles du sol et à la présence dans ces couches de matières organiques putréfiées, le Conseil d'hygiène de l'arrondissement de Saintes est encore là pour nous permettre de les prouver, à l'aide des mêmes mesures conseillées par lui et appliquées par l'administration municipale Nous faisons allusion surtout à celles édictées le 14 ou 15 décembre, les meilleures en ce sens.

Pour démontrer encore qu'il pouvait y avoir, disons mieux qu'il y avait des matières organiques putréfiées dans les couches superficielles du sol, nous n'aurions qu'à nous reporter à l'époque où la canalisation du Château-d'eau a été faite pour établir ses branchements à travers les rues et les boulevards de la ville, et il nous serait facile, et il était facile de constater à ce moment que ces matières putréfiées existaient bien. Il n'y aurait qu'à consulter les habitants de certaines rues, des rues Alsace-Lorraine, faubourg St-Pallais, rue du Bas Médoc, quai des Roches, par exemple, et ils diraient jusqu'à quel point ils ont souffert des émanations provenant de ce remuement de terres, dont ils ne s'expliquaient pas la cause, mais qui ne pouvaient être attribuées qu'aux matières organiques en question arrivées en plus ou moins grande quantité à la putréfaction.

Encore ne parlons-nous ici que de rues importantes, de voies de communication où l'air se renouvelle assez régulièrement, et notre démonstration serait bien plus complète, si nous passions en revue toutes les ruelles et impasses, assez nombreuses à Saintes, où d'ordinaire l'air est vicié.

Mais outre la canalisation du Château-d'eau, il y a, toujours dans le même ordre d'idées en ce qui concerne le remuement des terres, une autre cause à laquelle l'épidémie typhoïdique pourrait être attribuée en partie. C'est du draguage de la Charente qu'il est question dans notre pensée. Il est acquis, en effet, qu'au cours d'une des délibérations du Conseil d'hygiène, la seconde croyons-nous, un des membres de la réunion, un médecin, fit ressortir que les vases retirées du fond de la Charente qui avaient servi à l'exhaussement des quais avaient été une idée malheureuses, en ce sens qu'elles constituaient certainement une des causes de l'épidémie.

Et comme il faut reconnaitre à chacun le mérite et la justice qui lui sont dûs — même quand il s'agit d'adversaires politiques, un journal de la localité, notre confrère du *Progrès*, s'exprimait ainsi à propos des vases provenant du draguage de la rivière : « L'accumulation, au commencement des chaleurs de terres fangeuses auxquelles se trouvent mêlés les détritus de l'abattoir, aura des inconvénients pour la santé publique. Il est regrettable que le Conseil d'hygiène n'ait pas été consulté. Il nous paraît certain qu'il se fût opposé au choix d'un emplacement (en parlant des immeubles Boutin-Vandangeon) si voisin des habitations et qu'il n'eût pas permis qu'on créât un foyer d'infection devant le quai des Frères. L'épidémie de fièvre typhoïde qui a fait de si grands ravages l'année dernière dans une ville voisine, celle de Pons aurait pu être épargnée, si l'administration locale avait été plus attentive ou plus prévoyante. Souhaitons qu'à Saintes, le même souci des règles hygièniques n'amène pas le même déplorable résultat. » Comme on le voit, jamais éventualité ne fut mieux prédite, si l'on songe que ces lignes étaient écrites au mois d'avril 1882 ; jamais aussi prophétie ne se réalisa plus fidèlement. En conséquence, nous nous sommes fait un devoir de reproduire les réflexions ci-dessus.

Si on nous suit bien, on doit voir que notre démonstration se poursuit pas à pas, à savoir que la fièvre typhoïde récente pourrait être due en partie à l'infection, et que, par conséquent, la théorie tellurique de M. Pettenkofer aurait quelque fondement, du moins dans le cas particulier qui nous occupe.

Et de ce remuement de terres, qui fait en ce moment l'objet de notre discussion, nous pourrions déduire aisément et non sans raison qu'il n'a pas été sans influence dans la propagation de la maladie, parce qu'il a été considérable dans le quartier St-Macoûlt, où le Château-d'eau est établi ; que précisément dans ce même quartier les cas de fièvre typhoïde et même de décès ont été nombreux relativement, et cela, bien que la situation en soit une des plus élevées, des mieux exposées, des plus aérées, en un mot une des meilleures de la ville. N'est-ce pas de nature à donner à réfléchir, que de voir l'épidémie exerçant ses ravages précisément dans le quartier le plus favorablement situé, qui pour cette raison devrait être le plus sain ? Ne semble-t-il pas résulter de ce fait, de cette constatation que le remuement considérable des terres, opéré en cet endroit et nécessité par les constructions du Château-d'eau d'où partent des branchements importants, a dû avoir quelque influence sur la santé des habitants et ait contrarié les lois de l'hygiène ? Nous persévérons d'autant plus dans cette opinion, lorsque nous faisons la comparaison entre le quartier St-Macoult et celui de St-Pallais, considéré comme le plus marécageux, le plus ouvrier, et partant le moins sain — étant le plus bas de beaucoup par rapport à l'autre, et où les cas épidémiques ont été assez rares, moins nombreux à coup sûr qu'on aurait pu le craindre, — surtout dans le mois de novembre.

En dehors du remuement des terres, nous avons parlé aussi des fosses d'aisance qui, avec les égoûts où se produisent des infiltrations par vice de construction et où des matières putrides sont susceptibles d'être à l'état stagnant, jouent un rôle important dans la propagation des causes épidémiques — infectantes qu'elles sont par leur origine et leur nature.

Et si nous voulions insister plus que de raison, nous serions en droit de nous demander, alors même que les fosses d'aisance, à Saintes, laisseraient à désirer plus que nous ne pensons, sous le rapport de la maçonnerie, de la ventilation, de l'irrigation des matières infectantes et de la dissémination des émanations putrides, nous aurions à nous demander si dans bien des fosses les vidanges ne communiquent pas avec les égoûts; et si, là où il n'existe pas de fosses *ad hoc*, les déjections humaines ne sont pas jetées directement dans quelques égoûts, se mélangeant ainsi aux eaux ménagères et pluviales.

Nous connaissons certaines ruelles, celles des rues Basses et de la Poissonnerie, par exemple, où les vidanges sont répandues souvent sur la chaussée, et où la voie devient un véritable canal à irrigation abondante, mais peu odorante, et surtout peu hygiènique. Et ce qui se passe à l'extérieur, en dehors des maisons, doit se produire plus fréquemment dans l'intérieur des locaux.

Et cependant quelle importance n'y a-t-il pas à attacher à ce côté de la question hygiènique, si l'on songe que les fosses d'aisance sent reconnues comme étant une des causes des maladies contagieuses, à caractère typhique, lorsqu'elles ne sont pas dans les conditions voulues, c'est à-dire construites convenablement et bien entretenues. Nous avons un exemple ici même qui montre que les latrines provoquent la maladie — surtout lorsqu'elle est épidémique. — Dans la rue du Palais, tout un côté de ladite rue a été atteint

de la fièvre typhoïde, alors que l'autre en a
été préservé ; il n'y avait pas, à droite, une
seule maison qui ne comptât un ou plusieurs
malades, tandis qu'à gauche on ne constatait
aucun cas ? Pourquoi cette partie de la rue
est-elle indemne, et cette autre gravement af-
fectée, si ce n'est que les fosses d'aisance ont
été, non pas peut-être la cause directe, déterminante de la contagion, mais une des raisons
certes de cette contagion ? Probablement que
de l'autre côté il en eût été de même, si un
seul cas de maladie s'était déclaré ; les fosses
d'aisance eussent été un véhicule qui aurait
servi à propager le mal, comme elles l'avaient
fait pour le côté vis-à-vis.

La mauvaise installation des latrines, en
raison de l'odeur infecte qu'elles dégagent
d'elles-mêmes, sont donc une cause de l'infection qui engendre l'épidémie. Est-ce être
osé que d'affirmer qu'en ce qui concerne la
ville de Saintes, il faut attribuer la fièvre typhoïde — en partie du moins — à la construction défectueuse des fosses d'aisance, au
manque de surveillance des égoûts et à leur
mauvais entretien, au remuement des terres
effectué à l'époque des chaleurs, au tassement
des vases de la Charente à proximité de la
ville, etc ? Nous ne pensons pas parler avec té-
mérité, en concluant de la sorte. (1)

(1) Nous regrettons, à cette occasion, qu'à
la suite d'une des séances de la municipalité
de notre ville on n'ait pas donné suite à une
proposition d'un conseiller municipal, tendant à
la nomination d'une commission chargée d'examiner la construction et l'installation des fosses
d'aisance dans chaque quartier de Saintes. C'était
une très-heureuse idée qu'il n'eut pas été inutile,
dans la circonstance, de mettre à exécution.

Au point où nous en sommes, et après avoir examiné le système tellurique, c'est-à-dire de l'infection appliquée à l'épidémie locale, il nous reste à étudier celui de la contagion, toujours dans les mêmes conditions.

Nous laissons de côté la question de savoir si la fièvre typhoïde doit être considérée comme parasitaire, si elle a un caractère de spontanéité bien défini, ou si elle renferme un ferment qui deviendrait un agent toxique producteur de la maladie elle-même. Ce sont autant de questions techniques qu'il ne nous appartient pas de résoudre, n'ayant pas d'ailleurs la compétence et les connaissances voulues pour arriver à une solution satisfaisante, à laquelle n'ont même pas encore abouti les spécialistes qui se livrent par profession à cette étude.

Cependant il serait intéressant, selon nous, de savoir quel rôle joue le germe morbifique de l'affection typhoïdique ; s'il naît au milieu des matières animales ou végétales putréfiées, dans le genre de celles qui forment la base de la doctrine de l infection, ou bien au contraire si la provenance doit en être attribuée à un organisme malade dans lequel il existerait à l'état de germe préformé. Nous nous posons cette question, parce qu'il s'est produit au Collège de Saintes certains cas qui sembleraient faire croire à l'existence d'un agent toxique producteur sous forme d'un germe morbifique. Nous avons dit que deux élèves de cet établissement se trouvaient indisposés, mais sans cause épidémique apparente, lorsque le Collège fut évacué par les pensionnaires ; et cependant, une fois rentrés dans leurs familles, plusieurs élèves auraient été atteints de la fièvre typhoïde, et plusieurs en seraient morts. Il en a été de même, sans décès il est vrai, à la pension Amouroux et à l'institution ecclésiastique. Selon les apparences, ces élèves n'avaient pas contracté cette maladie, au cours de leurs classes ; selon les apparences encore, l'affection typhoïdique ne leur avait pas été communiquée par les deux seuls élèves indisposés en ce moment dans l'établissement ; comment donc, une fois arrivés chez eux, ces jeunes gens ont-ils été les victimes de la terr ble maladie qui les a pris dès leur arrivée, et au bout de peu de jours entrait dans sa période la plus grave ? Par ces cas particuliers, par l'examen de tels faits, ne serions-nous pas amené à reconnaître l'existence de cet agent toxique, de ce germe morbifique auxquels nous faisions allusion tout-à-l'heure, alors même que nous repousserions, en ce qui concerne la fièvre typhoïde, l'idée de spontanéité de l'affection, — thèse soutenue autrefo s par Bouillaud, si nous ne nous trompons, et chaleureusement défendue de nos jours par M. Chauffard de l'Académie de médecine ?

Mais puisque nous en sommes au système de la contagion et que nous sommes en train de l'appl quer à l'épidémie de Saintes, — les cas ci-dessus mentionnés en sont déjà une preuve — poursuivons plus loin notre discussion, en priant nos lecteurs de nous suivre attentivement et les hommes versés dans la science médicale d'être bienveillants pour nous, si nous n'employons pas toujours les termes techniques. Étant donné les conditions dans lesquelles nous nous trouvons pour écrire, nous ne pouvons qu'appliquer la mé-

thode de Descartes, en tirant de faits apparents
des déductions apparentes comme les pré-
misses d'où elles découlent. D'ailleurs M. le
Dr Moinet — croyons-nous savoir — se char-
gera, dans une revue scientifique et médicale
quelconque, d'étudier la question et de la discuter au point de vue de la médecine et de la
science, — ce qui ne peut manquer d'être d'un
grand intérêt, la compétence de cet honorable
docteur étant indiscutable en pareille matière.

Les faits relatifs au Collége de Saintes et
que nous avons relevés comme prouvant la
réalité et l'influence de la contagion, se sont
renouvelés au couvent de Chavagnes, par
exemple; on a vu des élèves quitter le couvent
dans un état de santé qui ne laissait rien à
désirer ou n'inspirait aucune espèce d'in-
quiétude sérieuse, et à peine retournées dans
leurs foyers, succomber quelques jours après
aux suites de la fièvre typhoïde. On nous a
cité même une élève morte en trois jours de
cette affection, mais dans l'intérieur de l'établissement, il est vrai. Le dimanche, elle
souflre de légères douleurs à la tête; ses
parents viennent la voir et veulent l'emmener,
elle résiste; le lundi, elle est alitée, on écrit à
la famille de venir; et le mardi, les parents
n'étaient pas rendus, que la jeune fille était
morte. Ces cas tout foudroyants qu'ils soient,
sont d'une triste éloquence. Nous pourrions
sans doute citer d'autres exemples, en faisant
connaître les noms, l'âge, le domicile des victimes; mais à quoi bon renouveler des douleurs à peine éteintes et raviver des plaies encore toute saignantes, que le temps, ce grand
consolateur, fermera difficilement? N'oublions
pas, non plus, que nous n'écrivons qu'à l'oc-

casion de faits qui se sont passés dans un rayon assez restreint, et que nous courrions le risque à chaque instant de réveiller des souvenirs dont nous comprenons toute l'amertume. D'ailleurs, par cette raison que le domaine dans lequel nous nous mouvons est des plus restreint, tous les faits auxquels nous faisons allusion et que nous pourrions mettre en relief jusque dans leurs plus petits détails, sont connus suffisamment du public qui les a vus de trop près pour les avoir oubliés.

Aux cas particuliers que nous citons comme étant une preuve de l'existence d'un germe préformé dans la fièvre typhoïde, et aussi de la contagion de cette cruelle affection, nous pourrions ajouter une quantité d'autres cas généraux — ceux-là, dont les journaux et les annales de la médecine font foi, et que les célébrités médicales ont notés avec soin, chacune suivant le système par elles adopté. Et comment la contagion serait-elle mise en doute, quand on songe qu'en mars 1858, à Fresselines, par exemple, deux des porteurs du cercueil d'une dame Combes furent atteints de l'affection qui avait conduit cette dame au tombeau, laquelle affection n'était autre que la fièvre typhoïde ? Il nous semble que ce cas constitue une preuve typique de la contamination de cette maladie, puisque, dans cette circonstance, l'air seul aurait été l'agent direct, le véhicule en quelque sorte de l'affection.

Poursuivons. Si l'air peut parfois servir d'intermédiaire pour propager une épidémie qui a le caractère typhoïdique, que sera-ce donc des matières fécales de malades atteints de la fièvre typhoïde ? C'est une opinion qui groupe un grand nombre de partisans parmi les médecins, ou plutôt à laquelle se rangent aujourd'hui presque tous les médecins, à savoir que les matières fécales des typhoïdiques peuvent être la cause, non seulement indirecte, mais déterminante de la contagion, surtout lorsqu'elles contiennent un agent toxique, et que les déjections de ces mêmes typhiques pénétrent dans les latrines et les égoûts. Charriées par ces conducteurs, se mélangeant aux eaux pluviales ou ménagères, et avec de certaines conditions atmosphériques ou telluriques, on comprend aisément qu'il en doive sortir le résultat déplorable que nous signalons, surtout si les individus qui font usage de cette eau potable, dans laquelle se sont infiltrées des matières fécales de typhiques et qui contient par ce fait un principe toxique, sont prédisposés par leur tempérament à subir facilement et rapidement les effets de la contagion, quelle qu'elle soit.

Et s'il nous avait été possible de vérifier un fait qui s'est produit à Saintes, lorsque l'égoût des Roches s'est effondré, au mois de septembre ou d'octobre, dans l'aqueduc de Lussérat servant à l'eau du Château-d'eau, nous eussions été bien aise de savoir d'une façon exacte si l'égoût ne renfermait pas lui-même des matières fécales d'un typhique ou typhoïdique quelconque. Rappelons-nous l'époque à laquelle l'effondrement de cet égoût a eu lieu, n'oublions pas aussi que le fait n'a pas été contesté et l'accident nié, quelle que fût la cause qui l'avait provoqué ; souvenons-nous également que ledit égoût avait une capacité importante, puisqu'il recevait toutes les eaux et tous les détritus d'un côté de la ville ;

que, de plus, les avaries y causées par suite
de l'effondrement ont été sérieuses et ont obligé
l'administration municipale à procéder immédiatement aux réparations les plus urgentes ;
ne perdons pas de vue surtout que les détritus
et les matières organiques contenues dans cet
égoût ont été transvasées d'elles-mêmes dans
l'aqueduc de Lussérat et se sont mélangées
ainsi à l'eau du Château-d'eau. Est-ce tout ?
si vous vous souvenez que plusieurs cas de
fièvre typhoïde se sont déclarés dans les quartiers avoisinant et l'aqueduc et l'égoût ; que
des décès se sont produits provenant de cette
maladie, que par conséquent des déjections
humaines ont pu avoir pour canal l'égoût
lui-même, soit directement soit indirectement,
soit qu'elles y aient été jetées sans précaution,
soit que la communication en ait été rendue
facile par la mauvaise construction des fosses
d'aisance et l'installation défectueuse des latrines ; si vous songez à tout cela, et faites de
tous ces faits un seul faisceau, toujours avec
cette supposition — ayant pu se réaliser d'ailleurs, que les matières fécales typhiques rentrent dans tout cet ensemble de preuves comme
un facteur important, déterminant, vous arri-
verez forcément à conclure qu'il faut rechercher là une des causes de l'épidémie récemment subie à Saintes, — sinon attribuer *ipso
facto* la raison de la contagion dont la ville a eu
trop longtemps à ressentir les effets.

Mais sans pousser notre raisonnement et
nos déductions aussi loin, au sujet de l'étiologie de la fièvre typhoïde, certains spécialistes admettent que le germe préformé,
toxique de la maladie, peut provenir non-seu-
lement d'un individu malade et répandre la

contagion, mais encore naître au milieu des produits de la putréfaction des matières animales ou végétales; nous l'avons déjà dit. Eh ! bien, s'il en était ainsi, et rien ne dit qu'en effet il n'en soit pas de la sorte, le seul fait de l'égoût déversant les dites matières organiques putréfiées ou seulement infectantes que renferme tout égoût, dans l'aqueduc qui sert à transvaser l'eau du Château-d'eau, ce seul fait suffirait ou aurait suffi dans une certaine mesure à déterminer la contagion, tout au moins à l'entretenir.

Médicalement parlant, ces déductions sont encore logiques. S'il est vrai — et de nombreux cas particuliers sont là pour le prouver — qu'en dehors des matières putrides, l'épidémie peut être causée par des miasmes d'origine animale quelle qu'elle soit; s'il est vrai encore que la fièvre typhoïde puisse, dans de certains cas, être attribuée aux émanations résultant par exemple de viandes pourries, lesquelles émanations sont susceptibles de devenir typhiques, suivant les conditions climatériques et leur influence sur l'hygiène publique; s'il est vrai enfin qu'un air vicié, que l'ingestion de boissons ou d'aliments putréfiés sont de nature à occasionner une épidémie à caractère typhoïde, nous avions raison de dire tout-à-l'heure que nul besoin était pour nous de pousser plus loin notre raisonnement au sujet de la participation des matières fécales à la putréfaction des eaux d'égoût, en ce qui concerne celui des Roches. Les matières fécales exclues, les eaux seules dudit égoût corrompues et mélangées à celle du Château-d'eau auraient suffi, pour provo-

quer la crise hygiènique dont nous analysons
ne ce moment les causes et les effets.

Est-ce tout ? non. Toujours avec ces mêmes
dernières données et en nous renfermant dans
ces hypothèses médicales que des faits particuliers ont changées en certitude, nous sommes
amené à dire que l'eau du Château-d'eau
prise dans son ensemble peut et doit, au besoin, être considérée comme un facteur important, sinon déterminant, de l'épidémie de
fièvre typhoïde des mois de novembre et décembre derniers, et voici comment et pourquoi ?

Loin de nous, d'abord, la pensée d'incriminer des intentions ou de mettre en cause
des administrations qu'il ne nous appartient
pas de rendre responsables des inconvénients
ou plutôt des dangers auxquels l'établissement
du Château-d'eau vient d'exposer, sans le
vouloir certes, la population saintaise, si toutefois le Château-d'eau peut-être pris comme
personne, Il est des incidents qui se produisent, des accidents qui se manifestent,
contre lesquels la volonté humaine ne peut
rien et qu'on aurait tort d'accuser plus que de
raison. Le plus qu'on puisse faire, c'est de reprocher à qui de droit de n'avoir pas eu la
prévoyance voulue et de ne point avoir pris
en temps et lieu les dispositions nécessaires,
de façon à prévenir les effets de ces incidents
ou accidents. Mais nous le répétons, au point
où nous en sommes, nous n'avons pas à faire
le procès des administrations ; nous devons
nous borner à examiner quelle a été l'influence de l'eau du Château-d'eau sur l'hygiène
de la ville.

Nous nous sommes demandé quelle avait été l'influence de l'eau du Château-d'eau sur la santé des habitants.

Eh bien, nous n'hésitons pas à dire quelle a été pernicieuse. Qu'on se rappelle bien que c'est l'administration municipale elle-même qui, après avoir procédé à une analyse, s'est chargée dans la première quinzaine de décembre de nous fournir la preuve de notre démonstration, en prenant une mesure par laquelle elle interdisait l'usage de l'eau aux habitants — concessionnaires ou non ; il est bien entendu qu'elle n'entendait parler de l'usage de l'eau que comme boisson. Nous passons sous silence la recommandation qu'elle jugeait à propos de faire, dans le cas où on voudrait l'employer à ces fins, de la faire bouillir au préalable.

Nous avons démontré ailleurs que cette mesure était excessive, maladroite et inutile, qu'elle ne pouvait avoir aucune efficacité en ce sens que les matières organiques ne sont nullement détruites par l'ébullition de l'eau, et qu'un grand nombre d'êtres organisés, infusoires ou autres, qui se trouvent dans toute eau, résistent à l'action de l'eau bouillante.

Si donc on interdisait l'eau du Château-d'eau à titre de boisson, c'est qu'elle n'était pas potable, parce que par suite des inondations elle contenait des matières organiques, susceptibles de nuire à la santé de ceux qui en boiraient. Or, comme on en avait bu déjà, avant que la mesure en question ne fût prise, il n'y a rien d'impossible — au contraire — à ce que son influence néfaste ne se fût fait sentir dans des proportions plus ou moins grandes. Que de microphytes, si imperceptibles qu'ils soient, mais accouplés par milliers dans l'eau et s'y remuant en bataillons multiples ont pu porter au loin des ravages que mathématiquement il est difficile d'apprécier, mais n'en sont pas moins une réalité. Si l'on songe qu'une goutte d'eau, si infinitésimale qu'elle soit, renferme des milliers de ces microzoaires dévastateurs, on doit voir par là ce qu'il en est d'une eau corrompue qui se distribue en grande quantité.

Et maintenant, en prenant la peine de se souvenir que des êtres, des matières organiques d'ordre végétal ou animal, déjà putréfiées, empoisonnent l'air et l'eau, même sur les parois des vases que l'on nettoie, nos lecteurs ne trouveront pas étonnant si ceux qui, malades ou non, absorbent cet air par la respiration et cette eau par l'ingestion, sont exposés à être empoisonnés. Or, la fièvre typhoïde pouvant être occasionnée par un agent toxique quelconque, quoi d'impossible à ce que l'eau du Château-d'eau ait servi d'agent corrupteur, contenant elle-même des éléments corrompus, des matières putréfiées. et ait déterminé dans une certaine mesure les cas de fièvre typhoïde que l'on connait ?

Est-ce une opinion personnelle que nous émettons là ? Nullement. Outre qu'un grand nombre de personnes pensent absolument comme nous, un homme compétent, M. le Dr Ferret, qui a eu à soigner quelques cas de l'épidémie locale, dit dans la *Semaine médicale* : « La vraie cause de cette épidémie de fièvres paludéennes ne serait-elle pas due tout simplement à l'installation défectueuse de la prise d'eau qui alimente le Château-d'eau tout récemment construit ?

» Cette prise d'eau est, en effet, établie à environ un kilomètre de la ville et dans des conditions telles qu'au moment des crues du fleuve, la ville est alimentée directement par les eaux qui s'écoulent des prairies inondées. L'usage de ces eaux pour l'alimentation est, je n'ai pas besoin de le dire, extrêmement dangereux, et c'est par cette voie très-probablement, que le miasme s'est introduit à Saintes. »

Une pareille opinion confirme la nôtre, et alors même qu'elle ne constituerait pas la vérité absolue, elle doit en approcher bien près. Pour l'avoir reproduite, nous ne voulons pas dire par là que l'eau du Château-d'eau soit la seule cause de l'épidémie de fièvre typhoïde locale; nous n'entendons même pas le laisser supposer, c'est-à-dire laisser croire que ce soit notre pensée. Mais dans une étude telle que celle que nous faisons, il importe de tout examiner, de ne laisser rien dans l'ombre, surtout lorsque les circonstances qui l'ont provoquée ont le caractère sérieux de celles de la fin de 1882, et entraînent des conséquences aussi déplorables.

Pour permettre au public de se rendre un compte aussi exact que possible du rôle que l'eau d'un Château-d'eau peut jouer dans une épidémie, et de la part pour laquelle elle peut contribuer dans l'éclosion de la crise hygiènique et la propagation de la maladie en cours de contagion, nous n'avons qu'à lui soumettre un extrait d'une des dernières séances de l'Académie des sciences. Ce passage du compte-rendu a trait à l'épidémie récente d'Auxerre; on dirait que l'épidémie de Saintes n'a été que la répétition de celle d'Auxerre, tellement sont identiques les conditions dans lesquelles l'une et l'autre ont pris naissance, — à en juger du moins sur les apparences :

« Un médecin d'Auxerre, M. Dionis des Carrières, a cherché à établir l'origine de cette épidémie. Dans une enquête patiente et sévère, il a pu remonter à la cause directe et le rapport qu'il a adressé à la Société médicale des hôpitaux à ce sujet peut être considéré comme un modèle du genre. Ses investigation, conduites avec tact, l'ont amené à démontrer, avec la précision d'une expérience de laboratoire, que l'épidémie d'Auxerre avait eu pour cause principale, sinon unique, l'infection des eaux potables par des déjections de typhiques.

Le village de Vallon, aux environs d'Auxerre, possède une source qui alimente une partie de la ville. Cette source, bien captée, débouche sous un rocher, auprès d'une ferme. M. Dionis se rendit dans ce village et voici ce qu'il constata : le rocher qui recouvre la source est recouvert par le fumier de la ferme, et dans la maison la fièvre typhoïde a sévi. La fermière a été gravement atteinte; du 15 au 24 août, elle a eu une diarrhée abondante et les déjections ont été versées, sans plus de souci, sur le fumier.

Or, en examinant la roche, on voit que les déjections ont pu filtrer très aisément jusque dans la source et y verser le germe typhique. Cette roche a deux mètres d'épaisseur, mais elle est formée d'un calcaire très-poreux. Cette porosité est telle que l'eau de cerisette versée à la surface d'une de ces roches, de trente mètres d'épaisseur, a pu traverser cette énorme couche en gardant l'odeur de kirsch.

Pour confirmer ses soupçons, M. Dionis fit, avec un de ses confrères, la petite expérience suivante : il projeta sur le fumier et le sable du rocher dix seaux d'eau colorée avec de l'aniline ; peu de temps après, l'eau filtrait de la roche teintée en rose. L'expérimentateur dut s'en tenir à cette démonstration. La population, intéressée à la vente de ces eaux, manifesta des dispositions telles que M. Dionis dut battre prudemment en retraite. J'ai omis de dire qu'au sortir de cette roche l'eau s'engage dans une conduite qui va directement à Auxerre ; aucune portion d'eau n'est perdue et, dans le cas particulier, les germes typhiques arrivaient en droite ligne mélangés à l'eau.

En établissant la topographie de la distribution de cette source, M. Dionis a pu montrer la corrélation étroite de l'éclosion de la fièvre typhoïde et de l'alimentation par cette eau infectée. Presque tous les quartiers alimentés par des puits ou par d'autres sources ont été épargnés. La caserne neuve qui, à ce moment, contenait douze cents réservistes, n'a eu qu'un seul cas de fièvre typhoïde : cette caserne est alimentée par une source spéciale. »

Ne semblerait-il pas que c'est de Saintes qu'on s'est occupé à l'Académie des sciences ? En tout cas, n'y a-t-il pas une certaine analogie entre les faits qui sont signalés à Auxerre et ceux qui se sont produits dans notre ville ?

Nous avons cependant une restriction à faire ; nous ne pensons pas que, si l'eau du Château-d'eau a contribué à propager ici l'épidémie, ce soit la source qu'il faille condamner ; jusqu'à présent, rien n'est venu confirmer cette opinion, que nous avons entendu soutenir. Nous penchons à croire que c'est dans son parcours, par l'aqueduc de Lussérat, que l'eau du Château-d'eau voit la proportion de ses matières organiques augmenter sensiblement. (1)

C'est pour cette raison qu'il nous faut encore parler du canal qui conduit l'eau de la Grand'Font à la Charente, canal qui reçoit : 1° un égoût venant de St-Eutrope, dont les travaux ont eu lieu, il y a dix-huit mois environ ; 2° les égoûts de la rue Pont-des-Monards ; 3° les produits des tanneries. Ce canal, en temps d'inondation, est obstrué par les

(1) Précisément sur cette question de matières organiques que l'eau renferme, nous devons à l'obligeance d'un ancien professeur de sciences physiques et naturelles au Collége de Saintes, les renseignements suivants que nous tenons à relater ici :

1° Une eau potable de bonne qualité ne doit pas renfermer par litre 5 centigrammes de matières organiques (décomposables par le permenganate de potasse ou par l'acide osmique). Quelques chimistes fixent la limite de 3 à 4 centigrammes par litre ; dans les sources pures, la quantité ne dépasse pas 15 miligrammes et varie jusqu'à 0.

2° Lorsqu'on trouve dans une eau plus de 5 centigrammes de matières organiques, cette eau n'est plus potable ; elle doit être rejetée. L'origine de ces matières résulte souven' de la proximité, pour les puits et pour les sources, de fumiers, de marécages, de résidus des usines. Dans les cas d'inondations, les cours d'eau charrient les matières animales ou végétales enlevées aux terres.

3° Toute eau qui n'est ni claire, ni limpide, ni aérée, ni agréable au goût, qui ne dissout pas le

eaux de la Charente, et ses eaux passant par
dessus l'aqueduc de Lussérat peuvent s'infiltrer, et introduire ainsi une masse considérable de matières organiques, provenant d'o-
rigine végétale et animale (déjections, résidus
de peaux d'animaux soumis à l'action du
tan.) Il se dégage d'ordinaire, et en temps d'i-
nondation plus que jamais, des sels tanniques
qui sont de nature à corrompre l'eau, lorsqu'ils se mélangent à elle, et doivent forcément ainsi être nuisibles à la santé. Nous ne
parlons que pour mémoire de l'effondrement,
par suite de la crue de là Charente, de tonnes
d'huiles de foie de morue appartenant à un
industriel de ce quartier, desquelles tonnes
le contenu s'est répandù un peu partout dans
les parages de l'aqueduc.

Quant à l'usine à gaz, nous ne pouvons pas
la passer sous silence, En voici les raisons :

savon et qui ne fait pas bien cuire les légumes
doit être rejetée pour l'alimentation de l'homme
et des animaux, même lorsqu'elle ne contiendrait
pas des matières organiques.

On peut admettre qu'une matière organique
quelconque rend suspecte la qualité d'une eau ;
néanmoins les matières organiques ne sont pas
toutes nuisibles. Celles qui sont le plus à redouter au point de vue de l'hygiène publique
échappent en raison de leur petitesse, à toute investigation par les méthodes chimiques. Le mi-
croscope lui-même en spécifiant et en permet-
tent de compter les microbes que renferme une
goutte d'eau, donne parfois des indications que
l'expérience ne justifie pas à moins d'employer
les procédés de culture de M. Pasteur, nous ne
savons pas distinguer un germe nuisible d'avec
un germe jouissant d'une innocuité parfaite.

PÉLIGOT, 1882, *Traité de Chimie analytique.*

Des produits vénéneux et essentiellement toxiques (ammoniaque, carbonate d'ammoniaque) sont condensés dans de vastes citernes, pour être livrés à l'industrie agricole. Or, ces citernes, en temps d'inondation tout au moins, sont susceptibles d'être envahies par l'eau de la Charente qui leur permet de s'infiltrer dans l'aqueduc de Lussérat; de là, une cause d'infection des eaux du Château-d'eau. Et bien que personne n'y ait encore songé d'une façon définitive, c'est peut-être de ce côté qu'il faut rechercher la cause la plus importante de l'empoisonnement, même en temps ordinaire, de l'eau du Château-d'eau.

On sait que le sulfhydrate d'ammoniaque est un produit excessivement vénénevx, et les annales scientifiques font mention de cas nombreux d'empoisonnement causés par l'usage d'eaux renfermant de l'acide sulfhidrique. Mais comme la discussion de ces cas est en dehors de notre compétence, nous ne voulons que mentionner le fait, sans nous y arrêter plus longtemps. Notons néanmoins en passant qu'il y aurait une grande probabilité à admettre les infiltrations des eaux des citernes de l'usine à gaz dans l'aqueduc.

Au surplus, nous savons, pour l'avoir entendu répéter, qu'au moment où l'épidémie s'est déclarée, des personnes, des élèves du couvent de Chavagnes, se plaignaient de la mauvaise odeur de l'eau employée aux usages de la boisson. Or, cette odeur n'est autre que celle du sulfhydrate d'ammoniaque — des œufs pourris. Il est juste cependant de reconnaître que les matières organiques en putréfaction produisent également des sels ammoniacaux.

Veut-on un détail de plus qui, au besoin, constituerait une preuve à ajouter aux preuves déjà formulées précédemment? une personne écrivait à un journal de la localité les réflexions suivantes ou plutôt les constatations qu'elle avait faites, précisément en ce qui concerne le quartier des Roches, dans lequel se trouvent les dits égoût et aqueduc, et elle disait :

« Dans la partie de la banlieue commençant immédiatement après l'usine à gaz qui comprend le quai des Roches jusqu'à Lussérat, les villages des Roberts, des Rabanières, les Gonds, Paban, en tout cinq ou six hameaux à population très-dense, il ne s'est pas produit un seul cas de fièvre typhoïde; bien mieux, une jeune fille, élève du couvent de Chavagnes, traitée par le docteur D..., amenée chez ses parents habitant le quartier, dont la maison entourée d'eau constamment, a été envahie par l'inondation, est aujourd'hui complètement guérie. Aucun des habitants des dits villages et de la partie indemne du quartier des Roches ne boit l'eau du Château, puisque la canalisation n'a pas été poussée jusque chez eux. Or, la partie du quartier des Roches qui emploie l'eau du château, a eu des malades de la fièvre (6 je crois). Après l'usine, lorsque l'eau du château n'est plus employée, on ne constate pas un seul cas de fièvre. Le fait mérite, d'attirer sérieusement l'attention ? »

D'ailleurs il faut compter avec bien d'autres éléments qui entrent pour une part considérable dans l'étiologie et la prophylaxie de la fièvre typhoïde, de toute épidémie en général ; il y a aussi une foule de considérations scientiphiques et médicales qui entrent en ligne de compte, lorsqu'on veut examiner les causes et les conséquences d'une affection à caractère typhique. Par exemple, toutes les causes que nous avons examinées plus haut une à une n'ont réellement de l'effet que lorsque certaines conditions climatériques, un état atmosphérique particulier, se joignent à elles. C'est un peu le cas pour Saintes où l'humidité, par suite de pluies persistantes, est si grande. Faisons ressortir aussi — ce qui a son importance — que nous sommes en automne, c'est-à-dire à une époque où les cas de fièvres malignes, paludéennes ou typhiques, sont le plus nombreuses et le plus pernicieuses. Est-il besoin aussi de dire que les tempéraments le plus enclins aux effets de l'épidémie sont ceux précisément qui y sont prédisposés, par suite d'une affection quelconque ; et, dans cet ordre d'idées, l'influence saisonnière est à envisager. Enfin, l'on a constaté que c'est surtout dans les petites villes, villages ou hameaux où les épidémies affectent un caractère de gravité souvent funeste.

Autant d'éléments divers dont il n'est pas inutile de tenir compte pour bien établir la véritable situation qui est faite à une localité, à une contrée, par suite de la présence d'une épidémie et de ses exacerbations.

Nous ne parlons pas des conditions hygiéniques, qui, à un point de vue général ou même à un point de vue privé, sont observées avec plus ou moins de soin par les administrations ou les particuliers. Nous avons déjà eu l'occasion de nous expliquer à cet égard, ce n'est donc pas pour y revenir, tout en tenant cependant à dire que tout le monde est coupable dans ces sortes de circonstances ; et les particuliers ne sont pas moins blâmables que les administrateurs, pour n'avoir pas su prendre les précautions suffisantes afin de se garantir contre les effets de la contagion ou de les atténuer tout au moins. On ne songe pas assez, en temps ordinaire, aux conséquences fâcheuses auxquelles peut exposer un encombrement mal équilibré, hygièniquement parlant. Sur la plus petite comme sur la p'us vaste échelle, on est souvent trop indifférent dans cet ordre de choses, quand on n'y montre pas une véritable négligence C'est à quoi les particuliers devraient veiller, car en somme ils sont peut-être, plus que n'importe qui, coupables d'avoir contribué au deuil public. (1)

Avant de passer à un autre chapitre, nous croyons cependant devoir établir quelques considérations générales et particulières dont il y a à tenir compte, en matière de fièvre typhoïde. Ces considérations de diverses sortes,

(1) Ici nous plaçons les réflexions suivantes que nous a communiquées un de nos amis, M. L. :

C'est aux soldats, atteints les premiers et transportés à l'hospice que l'on doit attribuer la véritable cause de l'épidémie, c'est l'hospice qui a été le foyer d'infection.

Les germes typhiques partis de l'hospice se sont répandus, et il a suffi qu'ils trouvassent des conditions favorables à leur développement, (mauvaise qualité des eaux employées comme boisson, excès d'humidité, hygiène défectueuse) pour qu'ils se propageassent d'une manière effrayante.

En toute autre circonstance, c'est-à-dire sans les conditions climatériques spéciales, la mauvaise qualité des eaux et une hygiène défec-

nous les empruntons à M. Quinqnaud et au Conseil d'hygiène de Genève. Elles ont leur importance, car l'auteur de l'étude sur la « fièvre typhoïde » qui a paru dans la « Revue scientifique » ne les a formulées qu'après s'être fait une opinion sur les différents systèmes, émanant de spécialistes autorisés et en cours dans la science médicale, relativement à l'affection typhoïdique. Il en est de même des prescriptions ordonnées par le Conseil d'hygiène de Genève, quant au traitement des malades en particulier.

D'abord, M. Quinqnaud résume ainsi son étude :

« La contagion ou l'infection par les matières fécales ou putrides est reconnue ; l'influenee des eaux, celle de l'encombrement sur le développement de la fièvre typhoïde sont évidentes ; aussi doit-on s'attacher à écarter toutes ces causes si l'on veut prévenir une épidémie ou si l'on veut la faire disparaître une fois qu'elle est déclarée.

tueuse, i'épidémie eût été réduite probablement aux cas qui se sont déclarés dans la nouvelle caserne, vers le commencement d'octobre.

Et maintenant comment la fièvre s'est-elle déclarée à la caserne, quelle en a été la cause ? On ne peut faire intervenir l'eau du Château-d'eau, puisque l'installation des eaux n'était pas faite au mois d'octobre Peut-on accuser les soldats venus de Tunisie, d'avoir importé le mal ? La proximité d'une usine de suif et chandelles doit-elle être mise en ligne de compte pour expliquer la fièvre typhoïde à la nouvelle caserne ? Nous ne répondons pas d'une manière positive, mais nous no sommes pas éloignés de conclure affirmativement.

On doit d'abord tâcher d'obtenir l'isolement des malades ; puis il faut éloigner des habitations tous les réceptacles contenant des matières en putréfaction ; on devra s'intéresser à la bonne installation des fosses d'aisance, à la façon dont elles sont maçonnées, à la fermeture des cuvettes par de bonnes soupapes ; il faudra examiner avec le plus grand soin l'eau qui doit servir à la boisson, à l'alimentation, au lavage des vases ; cette eau peut devenir le véhicule de la contagion.

On devra veiller également aux égoûts, éviter la stagnation des matières putrides dans l'intérieur par une irrigation abondante et empêcher autant que possible leur communication avec l'extérieur soit par des soupapes, soit par des appels d'air à leur embouchure. Les locaux, foyers d'infection, seront évacués, et s'il est possible, il ne faudra négliger aucune des précautions désinfectantes ; le linge ayant servi aux malades, les vases contenant des déjections seront nettoyés avec des solutions d'acide phènique ou d'un autre agent jouissant des mêmes propriétés antiseptiques. Si l'encombrement peut être mis en cause, comme dans une caserne par exemple, on en fera sortir immédiatement les hommes qui l'occupent, on les disséminera sur un vaste espace. Et avec toutes ces précautions, on ne tardera pas à voir disparaître l'épidémie. »

Reproduisons maintenant les mesures conseillées par le Conseil d'hygiène plus haut nommé, ces mesures pouvant être appliquées chaque jour un peu partout :

« Lorsqu'un malade est reconnu atteint de la fièvre typhoïde, il convient de prendre les mesures hygièniques suivantes :

1° *Isolement.* — Le malade doit être isolé autant que possible des autres habitants de la maison. Mais si le local ne permet pas un isolement suffisant. il est préférable de le transporter à l'hôpital.

Si le malade reste en son domicile, les personnes néceesaires pour lui donner des soins doivent seules pénétrer dans la chambre, dont l'entrée est sévèrement interdite aux enfants et aux jeunes gens. Les personnes soignant le malade feront bien de se laver à l'eau phéniquée (10 grammes par litre d'eau).

2° *Aération de la chambre.* — La chambre doit être facile à aérer ; les tentures, rideaux et tapis doivent en être retirés ; le lit doit être, autant que possible, placé au milieu de la chambre.

3° *Désinfection des déjections.* — Toutes les déjections du malade, avant d'être portées de chambre aux latrines, doivent être désinfectées au fur et à mesure par une solution de chlo.ure de chaux ou de zinc (50 grammes par litres d'eau). Cette solution sera également employée à laver largement les latrines chaque fois que des déjections y auront été jetées.

4° *Désinfection des vêtements.* — Tous les vêtements de corps, tous les linges de literie ayant servi aux malades, avant d'être portés hors de la chambre doivent être plongés dans une solution d'acide phénique (20 grammes par litre d'eau.) et donnés immédiatement au blanchissage.

5° *Assainissemeut de la chambre.* — Lors du départ ou de la guérison du malade, on place dans la chambre, sur un lit de sable, une terrine contenant quelques charbons allumés sur lesquels on met une quantité de souffre concassé proportionnelle à la capacité de la pièce (20 grammes par mètre cube). La chambre restera fermée 24 heures. Passé ce délai, les objets de literie et de vêtement contenus dans cette chambre doivent être nettoyés avec le plus grand soin.

La chambre doit être largement lavée ou lessivée à l'eau phéniquée (20 grammes par litre d'eau).

Cette chambre ne sera habitée qu'après avoir été largement aérée au moins pendant une semaine. »

Telles sont ces prescriptions précieuses à plus d'un titre et d'une application journalière, surtout en temps d'épidémie; c'est pourquoi nous avons jugé à propos de les reproduire, et aussi pour montrer de quelle utilité peuvent être des conseils d'hygiène qui savent envisager la situation, comme elle doit l'être, et qui, mettant de côté toute préoccupation étrangère à l'épidémie, ne s'occupent que des dangers qu'elle offre, et s'étudient à se montrer pratiques avant tout.

CHAPITRE VI

Le rôle de la Presse

Au point où nous en sommes arrivé, il nous semble que nous avons accompli une grande partie de notre tâche. Après quelques considérations générales sur l'ensemble de la situation, nous avons examiné à tour de rôle, en ce qui concernait spécialement l'épidémie, quelle avait été pendant cette triste période l'attitude de l'administration municipale et du

Conseil d'hygiène; nous avons, de plus, cherché à nous rendre compte de l'influence que
les grandes agglomérations, casernes, institutions, etc., avaient pu avoir sur la marche de
la maladie et son développement. Enfin, nous
avons passé en revue, le mieux qu'il nous était
possible, les différentes causes qui avaient pu
déterminer la fièvre typhoïde qui a sévi dans
notre ville durant six semaines environ. Cette
partie de notre étude n'était certes pas la plus
facile; nous avons cru devoir, pour arriver à
quelque certitude, prendre les deux ou trois
systèmes qui sont le plus en faveur dans le
domaine médical, et les appliquer aux cas
particuliers typhoïdiques qui se sont présentés
à Saintes.

Tel a été notre plan, au cours de cette étude;
nous ne croyons pas nous en être trop écarté.
Nous avons cependant encore une question à
nous poser, laquelle nous touche de près et a
son importance, pour des raisons que nous in-
diquerons tout-à-l'heure. Quelle a été l'influence de la presse locale sur la situation, en
novembre et décembre derniers ? Telle est cette
question. On a déjà deviné les motifs de son
importance et la raison pour laquelle nous la
soulevons. Même avant d'aller plus loin, nous
serions tenté de nous demander quelle a été
l'influence de la presse en général sur la crise
épidémique que nous avons traversée, puisque
des journaux étrangers à la localité et à
la région ont daigné s'occuper de nous ou
nous ont fait l'honneur de nous accorder un
peu de leur bienveillance ; nos malheurs
semblent, pour quelques-uns de ces journaux
du moins, avoir été l'objet d'une sollicitude
spéciale. Autant de questions bonnes à se poser,

car nous estimons que dans une discussion de cette nature rien ne doive être laissé dans l'ombre. Voyons donc un peu.

Saintes, tout d'abord, compte quatre organes de publicité qui se sont occupés particulièrement des incidents qu'a provoqués ici la dite crise épidémique. Trois de ces journaux, le *Progrès de la Charente-Inférieure*, le *Courrier des deux Charentes* et le *Rappel Charentais* ont eu, du premier au dernier jour, les mêmes vues sur la situation qui nous était faite par suite de la crise. Ces trois journaux ont des opinions différentes, une politique qui a des pôles opposés en ce qui concerne le *Progrès* et le *Courrier*, d'un côté, et le *Rappel Charentais*, de l'autre; même dans le domaine administratif, et purement administratif local, la divergence d'opinions est aussi accentuée. Malgré ces différences d'opinion, ces divergences de vues, ils se sont rencontrés, sans s'être entendus au préalable, pour envisager de la même façon la situation locale telle qu'elle était, et pour tirer de la crise épidémique et de ses conséquences les mêmes réflexions. Cela est à noter pour ceux qui cherchent à voir dans les manifestations de la presse le reflet de l'opinion publique.

Le quatrième organe de publicité, l'*Indépendant*, a seul suivi une ligne différente. Il semble s'être appliqué à présenter la situation sous son jour le plus favorable ou le moins défavorable, guidé sans doute par d'autres considérations que celles qui dictaient la conduite des autres journaux de la localité. Il est évident qu'en faisant ressortir ce contraste dans l'attitude de trois des feuilles locales avec celle de la quatrième, nous ne prétendons faire le procès d'aucune, encore moins de cette dernière ; nous n'en avons pas le droit et nous ne sommes pas assez osé pour nous le reconnaître. Mais il est dans notre rôle, sinon d'insister outre-mesure sur ces divergences fondamentales, du moins de les mettre en relief, pour permettre à chacun d'apprécier suivant ses goûts, et l'opinion qu'on s'est faite de la situation.

Il est bien entendu aussi que nous n'incriminons pas les intentions du journal qui a cru devoir se séparer de ses trois autres confrères sur une question qui ne pouvait pourtant suggérer que des réflexions identiques. Nous n'avons pas à examiner, à nous demander si le quatrième organe précité n'agissait pas sous l'influence de sentiments ou plutôt de mobiles absolument étrangers à la crise elle-même, tout avouables que fussent ces sentiments ou ces mobiles — et nous n'avons aucune raison de ne point les croire tels. Pour persévérer dans un optimisme semblable à celui que l'*Indépendant* n'a cessé de montrer, conformément d'ailleurs à l'administration municipale qui a pu faire partager à ce journal sa confiance, il faut attribuer la cause de cet optimisme à la crainte de voir sortir de la dite épidémie des effets désastreux, des conséquences épouvantables, plus désastreux et plus épouvantables qu'on ne se le figurait généralement. Cet organe de publicité redoutait probablement que tout le bruit qui se faisait autour de la crise typhoïdique fût de nature à nuire beaucoup à la ville de Saintes, par exemple, si l'on éloignait pour toujours de la garnison le régiment qui y réside, et si le crédit de la place, au point de vue commercial, venait à disparaître ou bien seulement à être compromis.

Nous nous empressons de reconnaitre que ces appréhensions étaient naturelles, et nous n'en voudrons à personne de les avoir éprouvées si elles ont hanté quelques esprits. Il est incontestable que lorsqu'une crise, de quelque nature qu'elle soit, se produit dans une ville, dans une région, dans un pays, ce pays, cette région, cette ville doivent nécessairement en ressentir le contre-coup. La vie ordinaire n'est pas changée du tout au tout sans qu'il en résulte de sérieux inconvénients, et les événements, lorsqu'ils ne suivent plus leur cours normal, doivent forcément avoir une influence désastreuse sur la marche générale des choses. Il en est de même des lois d'ordre économique, intellectuel ou moral, comme des lois physiques ; quand elles sont entravées par un obstacle quelconque, il y a un temps d'arrêt ou un heurt qui ne se produisent pas impunément.

Cela dit, doit-on même dans ce cas fermer les yeux à l'évidence, c'est-à-dire prendre, envisager la situation nouvelle, autrement qu'elle ne se présente ? Croit-on qu'il y ait avantage à s'endormir tranquillement dans un optimisme dont le réveil peut être terrible, plutôt que de faire face aux dangers qui résultent toujours d'une crise épidémique, et cela, immédiatement, dès le premier moment, sans s'exagérer l'importance du mal et la gravité de ses conséquences, mais aussi sans se faire illusion sur les devoirs qui nous incombent et la responsabilité que vous encourez ? Là est la question.

Il nous semble que dans le premier cas, si

vous vous endormez, même avec les meilleures intentions, dans l'indifférence ou une confiance que les apparences trahissent, une pareille attitude ne peut qu'aggraver la situation, et que la rendre pire — de mauvaise qu'elle était, si cette indifférence et cette confiance ne sont pas de nature à la rendre désespérée. Pourquoi? parce qu'en se berçant de ces douces illusions, on ne prend aucunes précautions, on ne s'arrête à aucune détermination, on n'est capable d'aucune initiative, ce qui n'empêche pas que le mal ne se répande de plus en plus et que ses progrès ne deviennent de plus en plus inquiétants. Bien au contraire, le développement de l'épidémie, si épidémie il y a, va croissant dans des proportions rapides, et il peut arriver un moment où la marche de la maladie est telle qu'il n'y a peut-être plus moyen de l'arrêter.

Dans le second cas, l'attention du public est éveillée au premier signal, chacun s'évertue à circonscrire le mal dans le cercle le plus restreint, en prenant des précautions hygièniques aussi efficaces que possible; il en est de même des administrations à qui incombent le soin d'entretenir l'hygiène publique dans les meilleures conditions, et, de ce fait, une responsabilité à la hauteur de laquelle elles sont jalouses de se montrer. De cette activité, de cette mise en éveil, de cet empressement à tout faire pour le bien général, il résulte forcément ceci, c'est que les épidémies, puisque nous sommes toujours sur le terrain épidémique deviennent moins menaçantes ou perdent peu à peu de leur caractère de gravité, parce qu'elles auront trouvé, dès le début, des obstacles spontanés et sérieux à leur marche envahissante, à leurs

développements souvent excessifs et, partant,
alarmants. On reconnaîtra bien avec nous
que le corps médical, si dévoué qu'il soit,
ne suffise pas toujours pour combattre le mal,
sinon pour l'arrêter, lorsque le mal est déjà
fait et qu'il a déjà pris racine. C'est préci-
sement ce qu'il faut empêcher, ce à quoi du
moins il importe de veiller, — la prise de pos-
session de la maladie, si l'on veut à un moment donné pouvoir circonscrire ses ravages.
Eh bien ! on n'arrivera à ce résultat qu'en suivant la ligne de conduite à laquelle nous ve-
nons de faire allusion ; ce sera aussi le meil-
leur moyen pour rendre aux médecins la
tâche plus facile et même plus efficace, c'est-à-
dire en envisageant la crise hygiénique avec
tous les symptômes qu'elle présente.

Nous arrêterons-nous maintenant, après
avoir examiné le rôle de la presse locale, à celui
de la presse étrangère à la localité ? Nous n'en
voyons pas l'urgence ; si nous le faisions,
ce serait pour montrer que, s'il y a eu des
exagérations en ce qui concerne l'épidémie de
Saintes, elles proviennent précisément des
journaux parisiens qui seuls sont et doivent
être rendus responsables de la panique qui a
envahi les esprits pendant quelques jours. Si
l'opinion publique a été alarmée en réalité, la
faute en est aux journaux qui, en dehors d'ici,
ont présenté la situation sous les couleurs les
plus sombres, et aux personnes qui, toujours
en dehors d'ici, ont envoyé à ces organes de
publicité des renseignements de nature à as-
sombrir encore ce triste tableau.

CONCLUSION

Voilà cette étude terminée. Nous ne savons si nous l'aurons présentée de façon à intéresser le public auquel nous nous adressons, mais qu'on tienne bien pour certain que nous aurons fait tous nos efforts pour atteindre ce but, et surtout pour ne pas nous départir du respect que nous devons aux lecteurs.

Nous n'avons pas la prétention de conclure d'une façon définitive, parce que, tout en ayant cherché à découvrir les causes possibles, auxquelles devrait être dûe l'épidémie de fièvre typhoïde qui a sévi récemment à Saintes, nous en avons indiqué un certain nombre comme pouvant avoir contribué, dans une mesure plus ou moins large, à la propagation de la crise épidémique, à son développement, sinon à son étiologie. Après nos observations, le champ est encore vaste pour les recherches, et nous espérons que notre étude, si peu importante qu'elle soit, permettra à d'autres ou leur donnera l'idée de poursuivre plus avant dans un ordre d'idées que nous n'avons fait qu'effleurer.

C'est un peu dans ce but que nous avons travaillé, et c'est avec l'espoir que notre travail servira d'encouragement, que nous l'avons livré à la publicité

Il faut songer que nous avons traversé une crise pénible de plusieurs semaines, et il n'est pas inutile d'avoir de temps en temps présentes à la mémoire les appréhensions, les craintes, les terreurs pour quelques-uns, les douleurs pour beaucoup, que notre ville a éprouvées pendant cette période lugubre de fin d'année.

Il importe aussi de ne pas oublier cette considération qui, selon nous, a son importance, c'est qu'une cité, alors même qu'elle n'a jamais été visitée par l'épidémie, — mais du moment qu'elle l'aura été une première fois, peut être désormais accessible au fléau typhique et susceptible d'en subir les conséqences funestes.

C'est pourquoi nous estimons qu'il est prudent de tirer des évènements passés tout l'enseignement qu'ils comportent, et des fautes commises, s'il y en a eu, la leçon — quelquefois cruelle — qu'elles renferment. Et s'il est question d'épidémie, il faut faire en sorte qu'elle ne se renouvelle pas dans la ville ou dans la région où elle aura exercé ses ravages une première fois.

La vie des individus est une chose sacrée; on ne saurait prendre trop de précautions pour écarter d'elle tout ce qui pourrait la compromettre. Peut être, s'il en eût été ainsi, que d'existences ici chères à tous les titres et dignes de poursuivre leur carrière qui a été brisée brusquement, eussent été préservées des fatales atteintes de la contagion, échappant ainsi pour longtemps sans doute à ses étreintes mortelles ! *Voces lacrymantes et clamentes*, des pleurs et des plaintes, voilà ce qu'il reste maintenant à leurs parents et à leurs amis pour rappeler le souvenir de ces existences à qui, pour la plupart, tout semblait promettre un long avenir.

Si nous étions menacés de voir ces jours de deuil se renouveler, nous avons la conviction qu'on saurait profiter des événements passés et même des fautes commises.

Saintes. — Typ Loychon et Ribéraud.

www.ingramcontent.com/pod-product-compliance
Ingram Content Group UK Ltd.
Pitfield, Milton Keynes, MK11 3LW, UK
UKHW020936120726
13693UKWH00003B/1363